副鼻腔炎・上咽頭炎・
鼻血・鼻炎・花粉症

薬なしで
鼻の不調を改善する

中川雅文
Nakagawa Masafumi

PHP

はじめに

「鼻のトラブル」というと、皆さんは何をイメージされるでしょうか。

もっとも多いのは花粉症やアレルギー性鼻炎でしょう。私も耳鼻科医師として、ひっきりなしのくしゃみや鼻水に悩まされる方々を、日々診療しています。

花粉症のほかにも、鼻には様々な疾患があります。細菌感染による「副鼻腔炎《ふくびくうえん》（ちくのう症）」はその代表例。また、鼻の奥にある上咽頭《じょういんとう》が細菌に感染して起こる「上咽頭炎」は、それがきっかけで全身に様々なトラブルを起こす、怖い病気です。

鼻の乾燥は油断大敵で、「上咽頭炎」の原因になるだけでなく、鼻血が出やすくなったり、香りを楽しむ力「嗅覚」の衰えにつながることもあります。香りをとらえる力は食事を楽しんだり、自然を感じ取ったりと、人生の活力に欠かせません。嗅覚の衰えは、気分障害やうつ、さらには認知機能にも影響するといわれています。また、ガス臭など異臭に気がつくことができないと、生命の危険にさらされてしまうかもしれません。

「鼻炎くらい大したことではない」と思うのは大間違い。早めにケアをし、症状を改善することが必要です。

歯みがきやスキンケアといったセルフケアには皆さん熱心ですが、ほとんどの人が「鼻のケア」には無頓着ではないでしょうか。

ひどくなってから病院に行くのではなく、歯や肌のように日々のセルフケアをすることが望ましいのです。

この本は、その「正しいケア」の方法をお伝えするものです。どのようなときに耳鼻科に行くべきか、自分で改善するならどのような方法をとればいいのか、そのワザをお教えしたいと思います。

薬いらずで過ごせる快適な鼻を、ぜひ取り戻してください。

中川雅文

『薬なしで鼻の不調を改善する』もくじ

はじめに

1章　あなたの「お鼻」、大丈夫ですか？

2章 不調の原因を突き止める！

3章 薬に頼らず鼻の不調が改善するセルフケア

4章 健康な鼻を保つ生活習慣

おわりに

編集協力／林 加愛
装幀デザイン／朝田春未
装画／よしのぶ もとこ
本文イラスト／コウゼン アヤコ
本文デザイン／朝日メディアインターナショナル株式会社

1章

あなたの「お鼻」、大丈夫ですか？

困った鼻トラブルを「セルフチェック」

あなたの「お鼻」は大丈夫ですか？　まずは左ページの簡単なチャートで自己診断してみましょう。

鼻トラブルは、「鼻だけの問題」で済まない症状もあります。たとえば「上咽頭《じょういんとう》炎《えん》」は鼻の奥の炎症ですが、この炎症が全身に連鎖して、内臓や皮膚、メンタルにまで悪影響を及ぼすことがあります。

成人で鼻血が頻繁に出る人は、高血圧や動脈硬化などの血管トラブルを抱えている可能性大。重大な病気を招く可能性があるので要注意です。

においに鈍感になる「嗅覚障害」も油断なりません。嗅覚障害は、「認知症」の初期症状でもあるからです。

このように、鼻は全身の不調の発端となる、大事な拠点。

鼻のトラブルをどう防ぎ、どう対処するか――それを知るために、まずは「鼻の働き」からご説明しましょう。

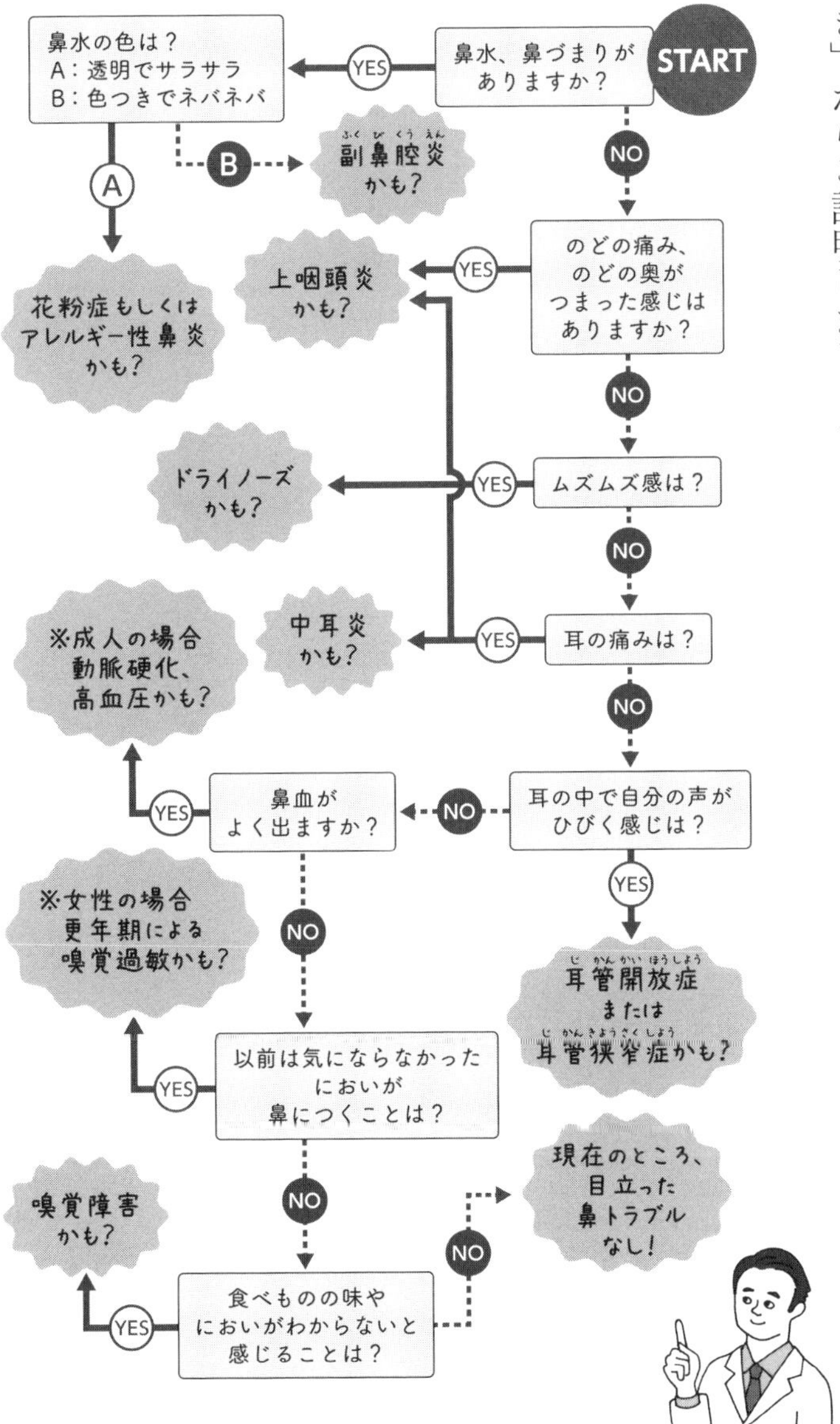

鼻のしくみ、知っていますか？

「鼻の穴」の奥に広がっているのは……

鏡に向かうとき、当たり前のように見ている「鼻の穴」。

これを医学用語では「外鼻孔《がいびこう》」といいます。

左ページの上の図を見てみましょう。外鼻孔から続くのは「鼻腔《びくう》」。ここには鼻毛と、そのほかにも「線毛《せんもう》」という極細の毛が生えています。さらに奥には「鼻甲介《びこうかい》」と呼ばれるひだがあります。

一方、下の図は前から見た鼻です。鼻腔の奥は、蝶《ちょう》のような複雑な形の空洞になっています。両目や額の奥にまで広がるこの領域は「副鼻腔」。ここにも鼻腔内と同じく、粘膜上にカーペットのように線毛がびっしり生えています。

◀鼻のしくみ▶

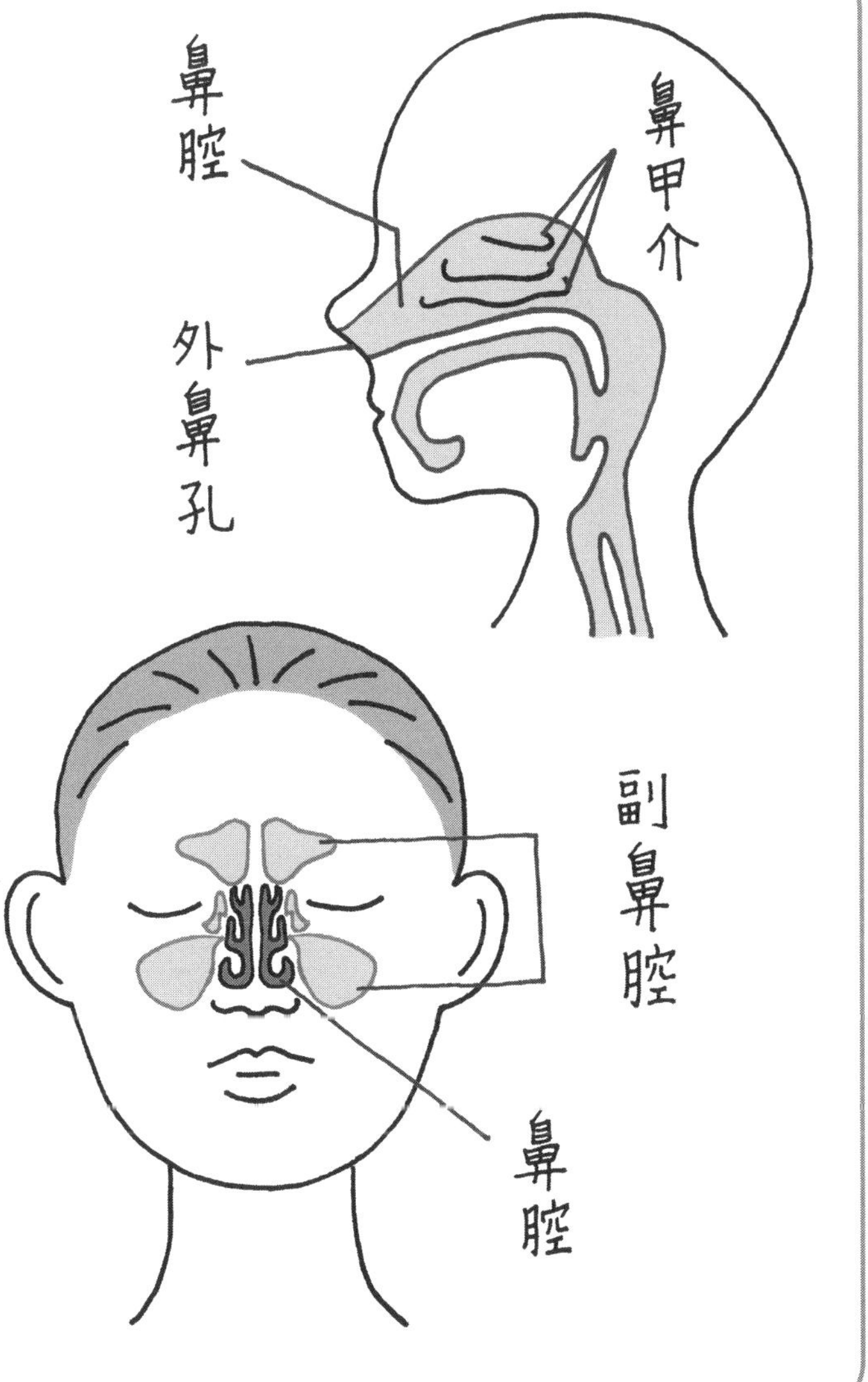

鼻はどのようにして「におい」を感じるの？

鼻の中の「杯」がにおい成分を絡めとっている

鼻の内部の表面を覆っているのが「粘膜」。

粘膜は、「円柱上皮《えんちゅうじょうひ》」という、長細い筒状の細胞が並んでできています。鼻の円柱上皮の細胞間には、いくつもの「杯細胞《さかずきさいぼう》」という細胞が散在しています。

杯細胞は、水分で満たされています。ここから分泌される液体が粘膜上にしみ出すため、鼻の中はいつも湿っているのです。

この湿り気のおかげで、私たちは「におい」を感じることができます。

杯細胞の水分は、外から入ってきたにおいの成分を絡めとって溶かし、鼻の奥の「においセンサー」へと、におい成分を運んでくれます。

このにおいセンサーとは、「嗅上皮《きゅうじょうひ》」と呼ばれる場所（下図参照）。私たちはこの小さなスポットで、すべてのにおいを感じ取ります。

多様なにおいを感じ取れるのは、杯細胞にも複数の種類があるからです。においの傾向ごとに大きく4、5種あり、その組み合わせのパターンで、何万ものにおいを識別しているのです。

さて、杯細胞がもたらす湿り気には、ほかにも大事な役割があります。ひとつは、繊細な鼻粘膜を保護すること。そして、さらに大事な役割を次ページで説明しましょう。

◀においセンサー▶

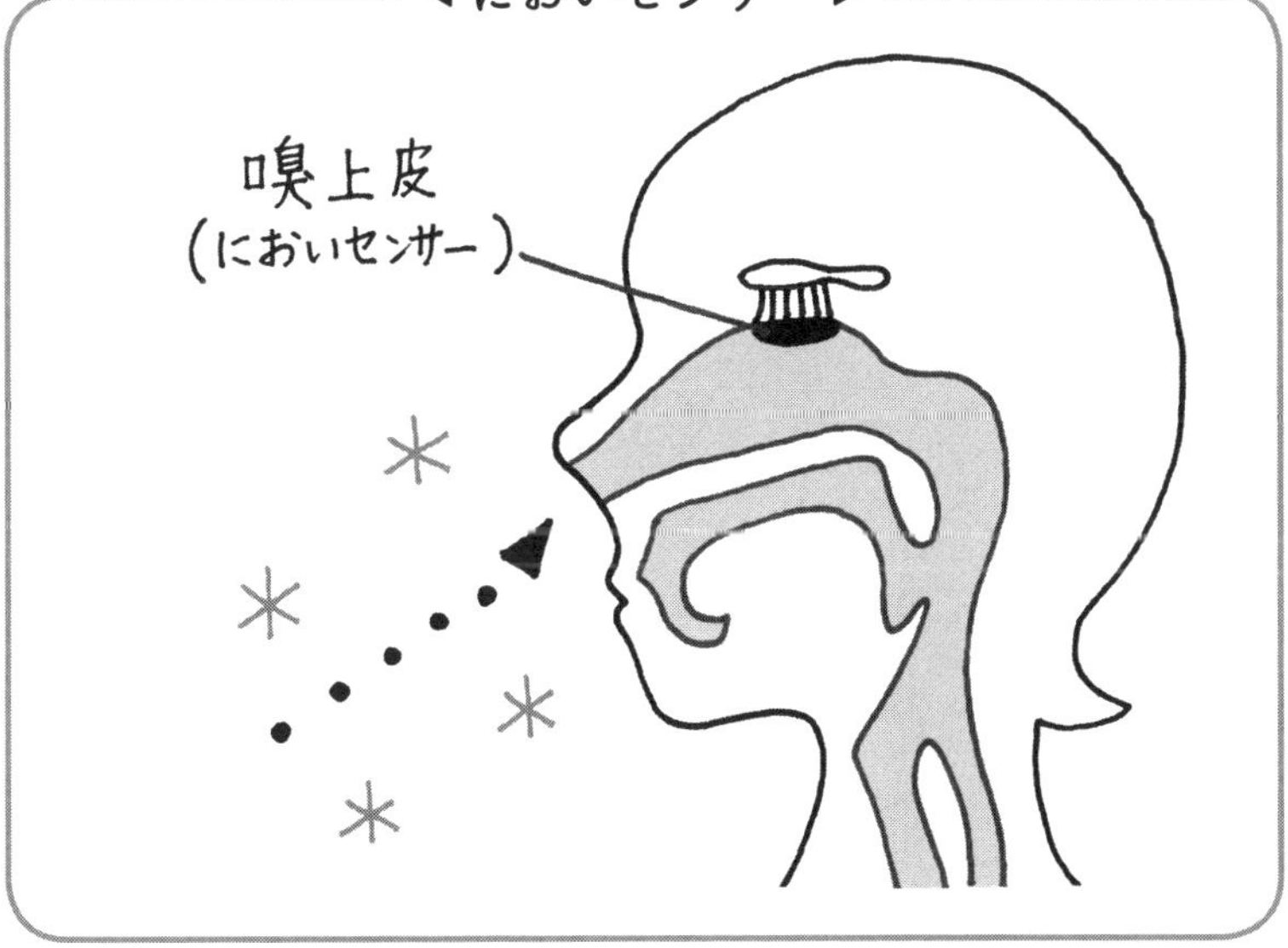

「鼻呼吸」と「口呼吸」はどう違う？

異物除去、加湿、血圧調整もできる多機能ぶり

「においをかぐ」と同様に重要な鼻の役割、それは「呼吸」です。

呼吸は「鼻で」行なうことが大事です。とくに鼻から吸うことは、口から吸うことで起こりうる、いくつものリスクを防いでくれます。

まず、異物の侵入防止。鼻の入り口に生えている鼻毛や線毛、鼻甲介、および鼻粘膜上の湿り気が、ゴミを絡めとるフィルターの役割を果たします。

また、インパクトの強い異物を感知したときには、くしゃみが出ます。これは侵入物を強く吐き出す生体防御反応。フィルター機能だけではなく、積極的に除去してくれます。

鼻には空気の湿度・温度の調整機能もあります。鼻から入った空気は、のどへと直行するわけではなく、まず鼻の奥脇にある副鼻腔に回り、この空洞でたっぷり湿度と温度を与えられます。こうしてマイルドになった空気が気管に入っていきます。

口呼吸の場合、こうしたプロセスが省かれてしまいます。

冬場の冷気を口で吸い込んで、コンコンとむせたことはありませんか？　それは、その空気が気管を通るにはあまりにも冷たく乾燥しているからです。もちろん、細菌などの侵入リスクも高まります。

そしてさらにもうひとつ、鼻呼吸には重要な役割があります。

鼻粘膜は、血管と非常に近接しています。血管の内皮は「一酸化窒素（NO）」を産生《さんせい》していて、この気体が薄い鼻粘膜を通して、鼻腔内に放出されます。一酸化窒素には血管を広げる作用があり、血圧の上昇や動脈硬化などのトラブルを防ぐ効果があるといわれています。

異物除去、温度湿度調整、血圧調整まで行なえる――鼻から息を吸うことで、私たちの体は何重にも守られているのです。鼻呼吸がヨガなどのメディテーション（瞑《めい》想《そう》）でも重要といわれているのは、そうした理由からです。

鼻が悪くなると味覚も変わる!?

においは「鼻の穴から入る」とは限らない

ここまでの話をいったんまとめると、鼻の主な役割は①におい感知、②呼吸、③異物除去、④吸った空気の調整、ということになります。

――さて、「主な」といったのには理由があります。

嗅覚にはもうひとつ、「味覚」のサポート役としての役割があるからです。

生物の嗅覚は、もともと「危険を察知する」ために発達しました。天敵が近くにいないか、この食べものは傷んでいないか、といったことを、においをかいで判断していたのです。

そして現在、人類は文明の発達した社会で生きています。ですから、食べもののにおいをかぐときに考えるのはたいてい「食べて大丈夫?」よりも、「わあ、おいしそう」でしょう。

この「おいしそう」という予想は、たいてい当たりますね。これは、嗅覚が味覚ととても近接した感覚だからです。

「おいしい・まずい」と思うとき、人は舌から感じ取る味と、上あごから鼻腔に抜けるにおいとを、同時に感知しています。

このときのにおいは、鼻からかぐだけではわからないものです。

チョコレートを、口の中に入れずにただかぐだけでも、チョコレートの香りは感じられるでしょう。しかし、実際に口に入れたときに感じるにおいは、比べものにならないほど豊かです。よく噛《か》んで上あごとしっかり接触させることで、さらに重層的なにおいになっていくのです。

このように、味覚と嗅覚が連動的に働いて感じる味が「風味」です。風という語が使われているのは、鼻が呼吸器官であることのあらわれといえます。

したがって、においを感じなくなると食べもののおいしさは半減。「風味」が「味」だけになると、食べものはいたって「味気なく」なるのです。

「におい」は記憶を刺激する！

嗅覚だけがダイレクトに脳に届く

あるにおいがきっかけで急に思い出がよみがえる、という経験はありませんか？たとえば昔愛用していた香水の香りを久しぶりにかぐと、当時の出来事、よく行った場所、好きだった人の記憶まで、あざやかに思い出すのではないでしょうか。

その感覚は、視覚や聴覚の情報よりはるかにビビッドで、時に生々しいはず。なぜなら、嗅覚は脳に届くまで、「独自のルート」をたどるからです。

人間の五感のうち、視覚・聴覚は、電気信号に変換されてから視床《ししょう》を通り、「大脳皮質」に向かうルートと「大脳辺縁系《だいのうへんえんけい》」に向かう2つの経路をもっていて、もっぱら大脳皮質に向かうルートで情報処理をしています。

大脳皮質は、言語的情報を扱う部位です。内容や意味を分析する、理性的な脳といえます。ところが嗅覚や風味の電気信号は、ダイレクトに大脳辺縁系に届きます。この大脳辺縁系は感性的・非言語的情報を扱う部位です。ここを通った感覚は、快・不快、好き・嫌いの感情をつかさどります。

ですから嗅覚は、より感情的・原初的《げんしょてき》な感覚を呼び起こすのです。人間が五感を獲得していく順番も、これに沿っています。人間は言語や音楽を解するよりもずっと早い時期に、味とにおいの知識をほぼ完成させます。食べものは生きる力の源ですから、その安全性を判断する「能力」は、早い段階に完成していなければならないのです。

においや風味の記憶は、こうして人間の脳の「古い層」に刻まれます。

ここにインプットされた感覚は、基本的には不変です。食べものの好き・嫌いは克服できる、と私たちは思っていますが、それは「食べたほうが健康にいいから」など、成長後に獲得した理性的判断によるもの。脳の古層にある本来の好き・嫌いは、変わらず保存されています。

においの「好き・嫌い」には4つある

私たちはにおいの4割を「無視」している

人間のにおいの受け取り方はとても単純。基準は「好き・嫌い」のみです。その軸に従って、人間は感じ取ったにおいを次の4つに振り分けています。

①無視するにおい：40％

当たり前すぎて重要性が低いため、意識まで届かないにおいです。たとえば、日本にはどこにいても「ご飯のにおい」や「醤油《しょうゆ》のにおい」があるそうですが、これは日本の空港に降り立ったばかりの外国人観光客など、日本に慣れない人しか感じません。逆に、日本人がインドに行けばスパイスのにおいを意識することが多々ありますが、インドの人にとってはこれが「当たり前」なのです。

②意識できるにおい：50％

コーヒーのにおい、花のにおい、建物の建材のにおいなど、私たちの共通のことばに置き換えることのできるにおい。それぞれに好き・嫌いの感覚が伴います。

③新鮮でポジティブな匂い：10％弱

かいだ経験のないにおいに人は敏感に反応します。過去の記憶のよいイメージのにおいに似ているときは興味をひかれ、「とてもいいにおい」と感じます。

④得体の知れないネガティブな臭い：1％程度

これまで一度もかいだことがない、何にも似ていないときは、不安から「危険」もしくは「嫌い」と判断し、そのにおいの発生源から遠ざかろうとします。

このように、においは経験に合わせて「上積み」されます。ベースには「無視」できるほど当たり前に存在するにおいがあり、その上で、生活の中で立ち上るにおいを「意識」し、それぞれに穏やかな好き・嫌いの気持ちをもちます。さらに、より珍しいものに対してはもっと激しい好き・嫌いの感覚をもつ、というわけです。

においと「認知能力」の深い関係

鼻が衰えると、脳も衰える!?

におい成分は、鼻腔の天井部にある「嗅上皮」というにおいセンサーで感知され、脳の大脳辺縁系に直接届けられることは、先ほど述べた通りです。大脳辺縁系には、感情の座である扁桃体《へんとうたい》と記憶の要となる海馬《かいば》の2つがあります。では、脳ではどのような処理が行なわれるのでしょうか。

嗅上皮は脳の下辺と接しています。ここにある「嗅球《きゅうきゅう》」と呼ばれる器官を通じてにおいの電気信号が大脳辺縁系の「嗅覚野《きゅうかくや》」に届きます。嗅覚野のすぐそばにあるのが感情をつかさどる扁桃体。ここでにおいの好き・嫌いが判断されます。そして扁桃体と隣接するのが海馬。かいだにおいの情報がここで記憶としてストックされます。

さて、ここで注目したいのが、嗅覚と認知機能の関係です。

認知症の人に、海馬の萎縮が見られることはよく知られています。海馬が萎縮すると、嗅覚にも影響が出ます。腐った食べものを平気で食べてしまうなどの異変は、記憶の機能が落ちて、危険性を判断できなくなってきたことのあらわれです。

アルツハイマー型認知症の病変は、嗅覚野に最初に出現するといわれています。認知症の予備軍であるＭＣＩ（軽度認知障害）の段階から嗅覚の低下がある場合、認知症に移行する確率は倍になる、とのデータもあります。

脳が衰えると、ダイレクトにつながる嗅覚も衰えるわけですが、逆に「嗅覚が衰えれば脳が衰える」傾向も顕著に見られます。脳神経系は、感覚入力が減ると神経そのものがやせてくるし、入力が多いときは太く強くなっていきます。

五感のうち、記憶にダイレクトに訴える力がもっとも強い「におい」の感覚が衰えることは、とりもなおさず、脳への刺激が減ることだからです。鼻に何らかのトラブルを抱えていると、それだけ認知機能はピンチにさらされます。

次章では、鼻にまつわる様々なトラブルと、それに伴って起こりうるリスクについてお話ししましょう。

COLUMN

「母親のダイエット」が子どもの「におい人生」を変える!?

脳の嗅覚野に最初にインプットされるのは、母乳のにおいです。

赤ちゃんにとって唯一の栄養源であり、命の源である母乳には、お母さんの普段の食生活や食の好みが反映されています。この「お母さんの栄養」をスタート地点として、人は徐々に「味とにおいの世界」を広げます。学校給食を食べ、外食やコンビニの食品を食べ、生活する社会が大きくなるにつれ、においの好みも母親から独立していきます。

しかし、その基層にあるのはやはり母乳の記憶。それはどんなにおいを好むかの「原点」になっています。母乳によって、その先の「におい人生」も大きく変わるということもいえるのです。

ところが現在、問題になっているのが母乳の「低栄養」。お母さんが過剰なダイエットをしていると、母乳にまで栄養分が回りません。お母さんに偏食があると、赤ちゃんの脳に刻まれるにおいの記憶のバリエーションも少なくなります。全く知らない新奇なにおいに対する嫌悪感を生み出しやすくなり、好き・嫌いの多い子どもに育ってしまうひとつの原因になっているのではないかと私は考えています。

2章

不調の原因を突き止める！

つらい鼻炎、種類はいろいろ

▼鼻炎のときの「サラサラ鼻水」の正体は……

鼻粘膜に炎症が起こり、くしゃみ・鼻水・鼻づまりが止まらなくなる「鼻炎」。

この状態になる原因のひとつは「感染」です。感染した鼻粘膜が赤く腫れて熱をもち、時に痛みを生じます。この代表例が、いわゆる鼻風邪《はなかぜ》です。

もうひとつの主な原因は「アレルギー」です。

アレルギー性鼻炎は、ハウスダストやダニ、ペットの毛などに反応する通年性のものと、スギやヒノキ、ブタクサなどの「花粉症」に代表される季節性のものに分けられます。

ちなみに、アレルギーと非常によく似た「血管運動性鼻炎」という症状もあります。これは激しい温度差によって自律神経の機能がダウンして起こる鼻炎です。

熱々の激辛料理《げきから》を食べたときにサラサラの鼻水が出るのも、このメカニズムです。

また、急に寒くなったり暑くなったりした日に花粉症そっくりの症状が出ることを「寒暖差アレルギー」と呼びますが、これも血管運動性鼻炎と同じメカニズムです。

さて、こうしたときの鼻水が「サラサラ」なのはなぜでしょうか。

鼻水には本来粘り気があります。鼻粘膜にある「杯《さかずき》細胞」を満たす水分に「ムチン」という粘り物質が入っているからです。ムチンの粘りによって鼻粘膜に液体が貼りつき、うるおいが保たれます。細かいゴミやチリも、この粘りに吸着され、痰《たん》として排出されます。

一方、アレルギーは、異物を「体から外に出そう」とする反応で、粘りは不要です。実はこの鼻水は、鼻粘膜に隣接している血管からの浸出液なのです。

アレルギーが起こると「ヒスタミン」という物質が生成されます。ヒスタミンには血管の壁をゆるめる作用があり、鼻粘膜の表面にサラサラの水分を送り込みます。

こうして鼻からポタポタと、涙のような鼻水が出てきます。この液体の「出どころ」は杯細胞ではなく、血管なのです。

そもそも、アレルギーのしくみって？

花粉症の原因は「人災」だった！

アレルギーとは、免疫機構の過剰反応のようなものです。

本来、免疫とは細菌などの有害物質が入ってきたときに、体内に抗体をつくって攻撃をするしくみ。ところがアレルギーの場合、花粉などの無害な物質にも攻撃をしかけます。

人体にはある物質に対する「許容量のコップ」のようなものがあり、これが大きければ、その物質が入ってもなかなかあふれることはありません。対してコップが小さければ、ある時点であふれ出て、アレルギーを発症します。つまり、アレルギーの「なりやすさ」には個人差があり、コップが大きい人ほどなりにくいのです。しかし、特定の物質を「一度にたくさん浴びる」ことで、誰でもアレルギーを発症してしまいます。

歴史上、花粉症と思《おぼ》しき症状が最初に確認できたのは19世紀初頭のイギリス。乾燥した牧草が鼻水やくしゃみを起こさせる「枯草熱《こそうねつ》」です。

イギリスの広大な牧草地がもたらした症状ですが、大モトの原因は、16世紀以降の大英帝国が軍事・産業両面で世界進出をしていたことにあります。軍艦製造や製鉄の燃料とするための大規模な森林伐採を行ない、その跡地に牧草を植えたのです。つまり自然状態ならばありえない量の牧草が、人体に変調を起こさせたのです。

日本のスギ花粉症も、同様のプロセスで発生しました。終戦直後の復興期、住宅建材として木材が必要になり、政府主導で大規模な杉の植林が行なわれました。そして数十年後の今、春ごとに国民はくしゃみと鼻水に悩むようになったのです。

経験がないほどの量をいちどきに経験したことで、警戒レベルが急上昇。それ以降は微量であろうと、本来無害であろうと、体から追い出そうとしてしまう——。

アレルギーとは「羹《あつもの》に懲りてなますを吹く」ような過剰反応であり、同時に、自然の中では起こりえない状態をつくり出したことによる人災といえましょう。

しつこい鼻づまりは「副鼻腔炎」かも？

昔でいう「ちくのう症」は、副鼻腔の炎症だった

副鼻腔炎《ふくびくうえん》という名前は聞き慣れないかもしれません。しかし「ちくのう症」ならご存じではないでしょうか。副鼻腔に膿《うみ》が溜《た》まるのが主な症状ですが、溜まり始める前に副鼻腔で起こる炎症を疾患の始まりととらえ、近年は副鼻腔炎と呼ばれるようになっています。

鼻水が出る、鼻がつまって頭が重い、においを感じない、などの症状はアレルギー性鼻炎と共通していますが、違いは「ムズムズ感がないこと」と、「鼻水に粘りがあり、色がついていて、時に臭《くさ》いこと」です。

鼻水の黄色や緑色のモトは、白血球の死骸とばい菌そのもの。白血球が鼻粘膜上で

細菌やウイルスと激しく戦っていることを意味しています。

つまり、副鼻腔炎のきっかけは細菌感染。鼻風邪のウイルスのほか、歯周病菌など、口腔内の菌に感染するケースもあります。これが副鼻腔に炎症を起こさせ、膿が溜まった状態を「急性副鼻腔炎」といいます。

基本的には病院で処置をしてもらえば治まりますが、炎症が長期化してしまうことも。症状が3カ月以上続けば「慢性副鼻腔炎」と診断されます。

慢性化すると、鼻の機能は著しく損なわれます。

においや味がわからなくなり、鼻づまりのため口呼吸をするしかなくなります。異物排出機能が働かないため、ますます細菌やウイルスなどの外敵が入りやすくなり、副鼻腔には菌が溜まり続けて炎症がひどくなる、という悪循環に陥ります。

のどに鼻水が垂れてくる「後鼻漏《こうびろう》」も副鼻腔炎の不快な症状のひとつですが、ここでのどから気管支へ菌が流れ、気管支炎や扁桃炎《へんとうえん》を併発する可能性も。さらには副鼻腔のそばにある脳でも、脳腫瘍《のうしゆよう》や髄膜炎《ずいまくえん》のリスクが高まります。

また、「好酸球性副鼻腔炎」になると、鼻の中はポリープであふれ、鼻で呼吸することも困難になります。重症のときは、内視鏡手術などが必要となります。

最近話題の「上咽頭炎」ってどんな疾患？

のどの痛みだと思いきや、鼻の奥に原因が！

朝起きると、気道に痰が溜まっている。のどがイガイガする、つまった感じがする、咳《せき》が出る。首が張った感じ、肩こりがある。

これらの症状から「風邪かも？」と内科に行って薬を出されても一向に治る気配もない――。そんなときは、慢性上咽頭炎《じょういんとうえん》を疑ってみる必要があります。

上咽頭とは、左右の鼻の穴から入った空気が合流するポイント（左図）。子どもの場合、ここには「アデノイド」と呼ばれる腺様《せんよう》の組織があります。

アデノイドはイソギンチャクのようにいくつもの突起をもっていて、外部感染から子どもの体を守るため、免疫細胞をつくる働きをしています。

その後、体が成長して大きな病気のリスクが減ってくる10歳ごろから、アデノイドは徐々に縮み始め、やがてはゆるやかな凹凸になります。これが上咽頭です。この凹凸部分には、鼻から吸った空気の中のゴミが溜まりやすく、乾燥や炎症が続くと容易に上咽頭炎になってしまいます。鼻腔から内視鏡でのぞいてみたり、塩化亜鉛という特殊な液につけた綿棒でさわってみないと、なかなか診断がつきません。

これまでは耳鼻科においてもさほど注目されてこなかった上咽頭炎が、実は放置すると数々の怖い疾患を引き起こすことが近年わかってきています。

◀上咽頭▶

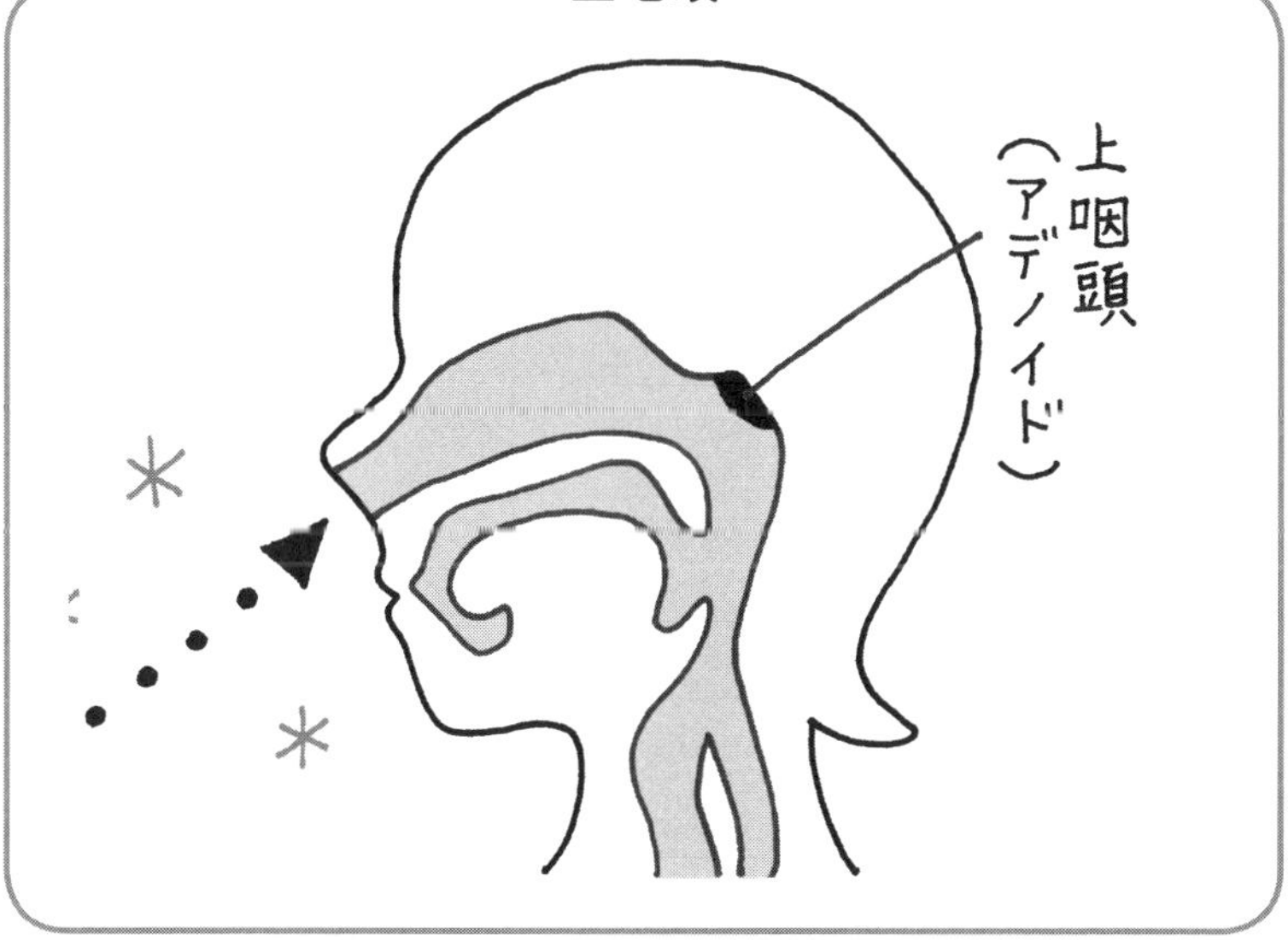

上咽頭炎が全身の疾患を引き起こす

めまい、胃もたれ、腎臓病、うつも!?

　前ページで述べた通り、上咽頭の本来の役割は免疫「物質」の産生《さんせい》です。ですから異物に対して反応しやすく、生体防御として働いています。その反応は、時として炎症という形であらわれます。免疫反応が起こると、リンパ球などの免疫細胞が活性化。すると、そこから発生した「サイトカイン」という炎症物質が、血流に乗って全身に回ります。アトピー性皮膚炎、腎炎、関節炎などの中には、原因が上咽頭炎にあった、というケースが少なからずあります。

　上咽頭の裏側には脳を支える軸椎《じくつい》、環椎《かんつい》と呼ばれる頸椎《けいつい》があります。交感神経や副交感神経が脳から出入りしている部位でもあり、そこで炎症が生じてしまうと自律神経にも悪影響を及ぼします。この結果、めまい、吐き気、胃もたれ、倦怠感《けんたいかん》、うつ症状といった異変が起こります。「鼻やのどとはまるで関係のない症状なのに!?」と驚かれるでしょう。しかし実際に上咽頭をケアすることで、これらの症状が劇的によくなった例がいくつもあるのです。

では、上咽頭炎の「原因」は何でしょう。

上咽頭にゴミが溜まりやすくなる理由は主に3つ。ひとつは、杯細胞の水分不足でゴミを洗い落とす力が落ちること。窓を開けはなして寝てしまったり、エアコンの風にあたりっぱなしだったりでの乾燥は大敵です。とくに保水力が落ちてくる高齢者は要注意です。もうひとつの原因は、胃酸で鼻粘膜がダメージを受ける「鼻焼け」です。胃酸が逆流して胸やけを起こす「逆流性食道炎」はご存じの方も多いと思いますが、満腹時に「ゲップ」をすると、のどから鼻にかけて胃酸がスプレー状に噴き上がります。胃酸の逆流は、時として中耳炎の原因となるような耳管の炎症や上咽頭（鼻の奥）の粘膜に深刻なダメージを与えてしまうのです。みっつめはおなか。肥満や運動不足で横隔膜の力が落ちている人は要注意です。胃と食道をつなぐ「噴門部《ふんもんぶ》」の筋力が落ちることで、胃酸の逆流が生じるからです。

そのほかいろいろ、鼻の病気

鼻血

鼻の中は真っ赤です。それは鼻粘膜の裏側にすぐ血管が通って「透けて見える」からです。そのため少し強く鼻をかんだり、どこかにぶつけたりといった小さな刺激でもすぐに血が出てしまいます。一方、そうした刺激がないのに鼻血が出る場合も。原因不明のものもありますが高血圧や動脈硬化など生活習慣病が原因のことも少なくありません。繰り返す人は食生活や運動習慣などから見直す必要があるでしょう。

中耳炎

耳の病気と思われがちですが、原因のほとんどは鼻の中の細菌にあります。強く鼻をかむ、などのきっかけで耳管を介して細菌が耳に回り、炎症を引き起こします。発症したら耳鼻科で早めに治療しましょう。

上咽頭炎を引き起こす「鼻焼け」も一因に。赤ちゃんに授乳した後、ゲップをさせないで寝かせると胃酸が逆流して耳に炎症が生じて中耳炎になることもあります。

耳管狭窄症・耳管開放症

耳と鼻をつなぐ耳管は、鼻の奥の上咽頭の左右両脇に、その開口部があります。耳管がふさがれば耳管狭窄症《じかんきょうさくしょう》、逆に開きっぱなしだと耳管開放症《じかんかいほうしょう》と呼ばれます。

耳管の狭窄は、上咽頭の炎症や感染が波及して耳管粘膜が膨れて狭くなるパターンがいちばん多いですが、肥満によって耳管粘膜にまで脂肪が回ってしまい、狭くなるというパターンもあります。

一方、耳管開放症になる原因としては、やせすぎや慢性のドライノーズなどがあります。加齢によって筋が萎える（フレイル）と、耳管を構成する筋群もやせてきて、それが原因で耳管が開きっぱなしになることもあります。

ドライノーズ

別名「乾燥性鼻炎」。鼻の中がむずがゆくなり、ピリピリ痛むことも。鼻水が出ないのに鼻をかみたくなる感覚を覚えます。冬場の乾燥した外気のほか、エアコンによる室内の乾燥も原因になります。

女性は更年期に注意

女性ホルモンの停止が招く「におい過敏」

思春期に生じる「自己臭」は誰もが最初に一度は経験するにおいの認知のエラー。思春期に脳は著しい変化を生じます。感情の生きものから論理的な大人に成長していく大事な時期です。この時期、脳の中では神経回路の再編成が生じます。中でも扁桃体は大きな変化を遂げます。そのため一時的に匂いや臭いにとても敏感になります。

次のステージは更年期。性ホルモンが枯渇するそのタイミングで嗅覚のエラーが生じます。女性の場合、月の性ホルモンの変化によってもともと敏感になったり鈍くなったりする「ゆらぎ」があります。嗅覚の情報処理をする大脳辺縁系《だいのうへんえんけい》には「視床下部《ししょうかぶ》」という場所があり、ここは女性ホルモンの分泌を管理しています。そのリズムにそって、「月経前にやたらとにおいが鼻につく」などの現象が起こりますが、これはごく自然な変動です。しかし更年期に入ると女性ホルモンの変動が不規則で不安定なものになっていきます。この時期、視床下部は「女性ホルモンが出ない！」と異変を感じ、何度も執拗《しつよう》に指令を出し、脳は過活動の状態になります。すると「ワイヤリング」という現象が起こり、視床下部の指令の通り道にある扁桃体までが巻き込まれて過敏になるのです。結果、異様に音をうるさく感じたり、においに極端に敏感になったりと、変調が起こります。

更年期症状の重さやバリエーションには個人差がありますが、におい過敏になる人はコミュニケーション上の弊害を強く感じる傾向があります。家族につくる食事の味が変になる、食べもののおいしさを友人と共有できないなど疎外感やいらだちを覚えることが多くなるのです。それがうつ症状の引き金になることも少なくありません。

特定のにおいが気になるぶん、それ以外のにおいに鈍感になることも。自分の体臭が過剰に気になり、香水のにおいには鈍感でつけすぎてしまう、などが典型例です。においはどんな種類のものであれ、強すぎると人は不快と感じます。この時期に香水をつけるなら、自分の感覚よりもあえて抑えめにすることが大切です。

鼻の老化が認知症の入り口に…

鼻腔内の水分低下で「においキャッチ力」も落ちる

アレルギー性鼻炎に悩んでいた人が、高齢期にさしかかると「治った」と感じることがあります。「つらい症状がなくなって嬉《うれ》しい！」と思うところでしょうが、喜んでばかりもいられません。鼻の機能全体が低下してきたサインでもあるからです。

これは単に、加齢に伴なって鼻水をつくる水分の分泌量も低下して、鼻の中が乾いただけにすぎないからです。すると、嗅覚も低下します。水分に絡めとられて嗅上皮《きゅうじょうひ》（16ページ）に伝えられていたにおい成分が、キャッチできなくなってしまいます。

何より怖いのは、それが認知症の入り口につながることです。

耳からの音の刺激が不足すると脳の力が衰えていくように、匂いや臭いを楽しみ、感じ取る力が衰えると扁桃体や海馬《かいば》の活性も弱ってきて、感動する力や思い出す力も弱ってくるからです。嗅覚はほかの感覚に比べて「ものごとを想起させる力」が強い、という話を前章でしましたが、においをキャッチする機会が減るということは、「思い出す機会」もそれだけ減り、脳への刺激が少なくなることを意味するのです。

嗅覚障害は認知症やうつ病の初期症状のひとつであることは、すでにお話ししたとおり。記憶をつかさどる海馬が、嗅神経と密接につながっていることが原因と考えられます。一方、認知症の症状は「新しいことから忘れていく」という特徴をもっています。認知症の方と話していると、古いことは覚えているのに、最近起こったことは忘れていることが頻繁にあるはず。これを「逆行性健忘」といいます。

そう考えると、嗅覚は「真っ先にダメージを受ける」ものでありつつ、同時に早期発見や「進行防止」のカギにもなりうるといえます。なぜなら、においに関する古い記憶はいつまでも残っているからです。

それを踏まえた具体的対策については、4章でお話ししましょう。

その前に3章で、ここまで述べてきた様々な鼻トラブルを「自力で治す」方法を紹介したいと思います。

COLUMN

泣くときの「鼻水」が意味するものとは…

大人になってから、大泣きしたことはありますか？　長年泣いていない人は、子どものころのことを思い出してみましょう。

泣くときは、まず涙が出ますね。そして泣き続けていると、今度は鼻水が出てくるでしょう。この鼻水、実は「気持ちが切り替わったサイン」なのです。

号泣すると、「コルチゾール」などのストレスホルモンが体外に排出され、苦痛を和らげる「エンドルフィン」という脳内物質が分泌されます。リラックスを促す自律神経である「副交感神経」が優位になり、血管もゆるみます。その結果、鼻水が出やすくなります。

つまり涙だけを流して泣いている人はまだストレス下にあり、鼻水が出てきたタイミングで初めて気持ちが落ち着き始める、というわけです。

ですから、泣いている人にそっとティッシュペーパーを差し出すなら、「鼻水が出てから」がおすすめです。「涙だけ」の段階で話しかけても、「ほっといて！」と噛《か》みつかれるかもしれません。

3章

薬に頼らず
鼻の不調が改善する
セルフケア

鼻ケアで医者いらずの体をつくろう！

鼻炎薬は、鼻づまりをつくる薬だった!?

ここからは、いよいよ対策編です。薬を使わずに鼻のトラブルをブロックする手立てを紹介しましょう。

まず、なぜ「薬を使わない」ことが重要かをお話しします。皆さんはよく、鼻炎症状が出たときに「病院に行くほどではない」と考えて、市販薬（ＯＴＣ）を買って飲まれるでしょう。ところがこの順番が、そもそもよくないのです。

ＯＴＣにはいくつかの種類がありますが、いずれも病院の処方薬と成分はほぼ同じ。ただし人によって効く種類と効かない種類があり、病院では、その相性を処方薬で確認します。そして「このタイプが効いた」とわかれば、次に症状が出た際はこの

ＯＴＣを選びましょう、とすすめます。つまり病院が先、ＯＴＣが後、という順番が正しいのです。加えて、市販薬には「２週間以上連続して飲まないこと」と、ことわり書きのついたものも少なくありません。この期間を超えるときは、病院での診療が必要だということです。それを無視して飲み続けると、副作用が出ます。

鼻づまりをとる目的の点鼻薬（鼻スプレー）の中には、長期間連用すると、もはや手術でしか治しようもないほどの副作用が出てしまうものもあります。「鼻づまり体質になる」という、なんとも皮肉なものもあります。なぜこのようなことが起こるのでしょうか。

ＯＴＣの点鼻薬スプレーには、鼻炎そのものを治す力はありません。薬がもたらす作用は、血管を収縮させることのみです。とすると、体は炎症を起こしたいのに、薬で無理やり血管を収縮させられている状態になるため、ますます抵抗します。こうして、もっと腫れよう、熱をもとう、とする体になってしまうのです。アレルギー体質を亢進《こうしん》させる薬、といってもよいくらいです。

ですから、皆さんには「薬よりも、まず病院へ」「その後は、日々のセルフケアが大事」という２点に留意していただきたいと思います。

病院ではどんな治療をするの？①

副鼻腔炎&鼻からくる耳のトラブルはこう治す

次の症状があって2週間に満たない場合は、まず医師に相談しましょう。

・鼻水に色がついている／後鼻漏《こうびろう》がある→副鼻腔炎《ふくびくうえん》の可能性あり
・耳が痛い、耳から膿《うみ》が出る／発熱している→中耳炎の可能性あり
・耳閉感、自分の声が響く感じがする→耳管開放症《じかんかいほうしょう》または耳管狭窄症《じかんきょうさくしょう》の可能性あり

これらに当てはまらない場合でも、症状が2週間以上続くときは、自己判断ではなく、きちんとクリニックや病院で調べ、しっかり治療することが大切です。

副鼻腔炎

ちくのう症とも呼ばれる副鼻腔炎、この病気の本質は鼻腔や副鼻腔の粘膜が細菌感

染やアレルギーで腫れてしまい、鼻腔や副鼻腔内に膿や分泌物が貯留して、なかなか排出することができなくなった状態です。粘っこくなった鼻汁をやわらかくする去痰《きょたん》剤を内服したり、細菌性の場合は抗菌薬、アレルギー性の場合は抗アレルギー剤を併用したりします。アレルギー性副鼻腔炎のうち重症のものは好酸球性副鼻腔炎と呼ばれ、ステロイドの内服や手術が必要となる難治性のものもあります。

中耳炎

細菌を殺すための抗生物質のほか、解熱剤と消炎鎮痛剤を処方します。耳から膿が出ていれば取り除いて清拭《せいしき》。鼓膜を切開して膿を出すケースもあります。

耳管開放症・耳管狭窄症

耳管狭窄症の場合は、耳の中にカテーテルを通して「耳管通気」を行ないます。重症ならば鼓膜切開や、鼓膜の中にチューブを装着する場合もあります。

耳管開放症では過剰なダイエットなどの悪い生活習慣を改善する指導を行なうほか、チューブを入れて耳管を狭くする、耳管周囲に脂肪やコラーゲンの注入を行なうことも。逆流性食道炎が原因で二次的に耳管機能不全となっている場合は、制酸剤などの胃薬を長期間内服してもらうこともあります。

病院ではどんな治療をするの？②

アレルギー性鼻炎を根治する最新の治療法とは

アレルギー性鼻炎に悩む方は、何に反応してアレルギーが起こるのかを、検査で確かめることをおすすめします。季節性鼻炎の中にもスギ、ヒノキ、ヨモギ、ブタクサなど多様な原因があり、通年性でも犬の毛、猫の毛、ダニ、ゴキブリなど様々。この原因（アレルゲン）を特定すれば、それを近づけない工夫もできます。

今ある症状に対しては、抗ヒスタミン剤などの鼻炎薬や点鼻薬を処方しますが、前述のとおりこれらは症状を抑えるだけで、体質そのものを治すことはできません。

鼻づまりや鼻水が主訴の場合には、レーザー手術を行なうことも。市販の鼻炎薬を長く使用しすぎて逆にひどい鼻づまりになっているケースには、レーザー治療が有効です。これは血管を「初期化」する手術。腫れている部分をレーザーで焼いて一時的に火傷《やけど》の状態を作れば、その後に新しい粘膜が再生され、それとともに血管の炎症もリセットされます。

体質そのものを治す方法としては、アレルゲンを体内に入れて慣れさせる免疫治療法もあります。皮下注射のほか、近年注目されているのが、「舌下免疫療法」。初回は病院で、以降は一日1回、自宅で服用します。1〜2年間の継続が必要ですが、根治には非常に有効です。

【舌下免疫療法】

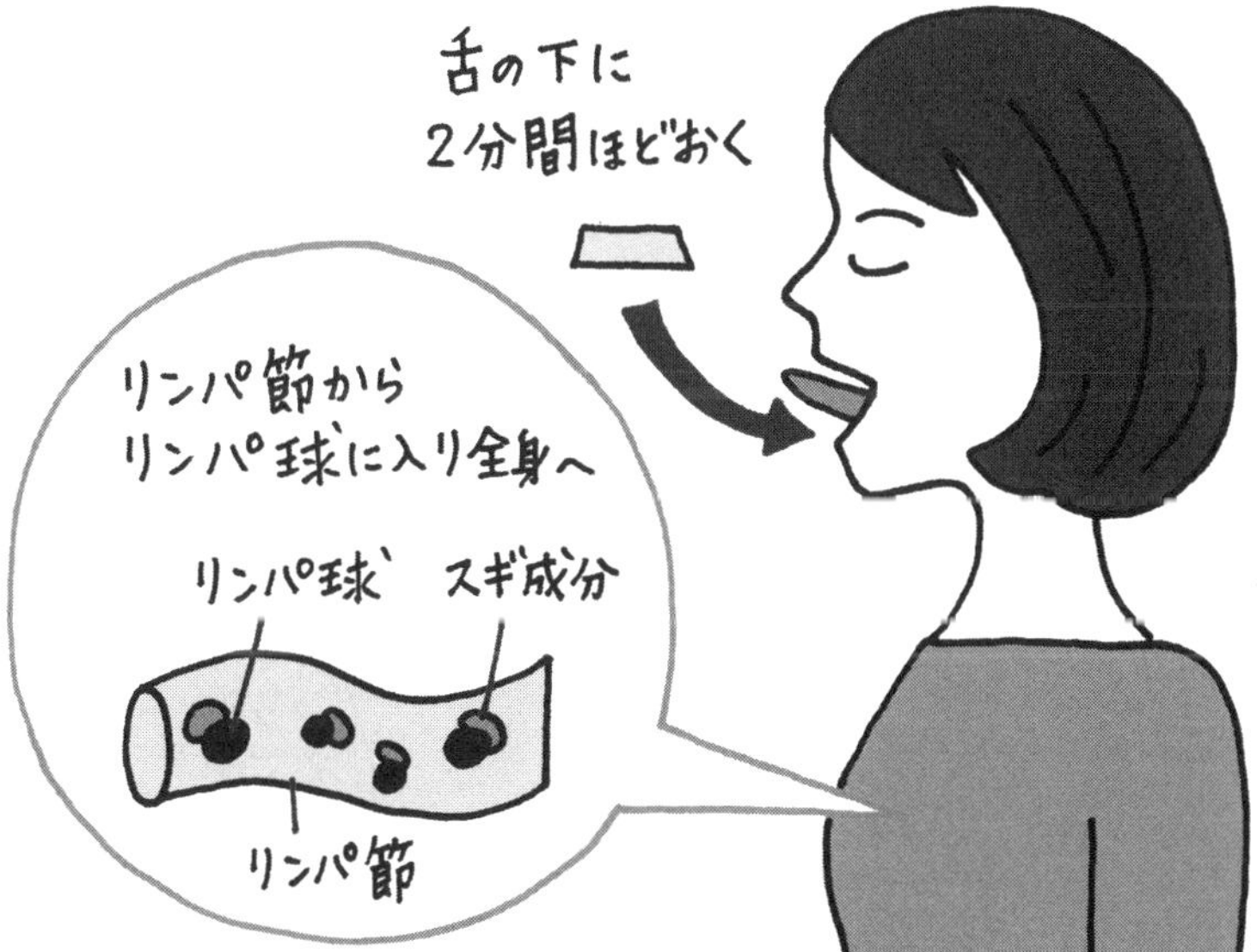

病院ではどんな治療をするの？③

上咽頭をキレイに、が万病に効く！

上咽頭炎《じょういんとうえん》に目覚ましい効果を発揮する治療法として、ここ数年来注目を浴びているのが「上咽頭擦過治療」（Epipharyngeal Abrasive Therapy＝EAT）。鼻から長い綿棒を入れて、上咽頭に薬液をこすりつける治療です。

綿棒には、0・5〜1％の塩化亜鉛溶液をしみ込ませます。これをまず鼻の穴から入れて、薬液をこすりつけます。次いで、口からも同じようにこすりつけます（左図）。軽く塗るのではなく、しっかりこすりつけることで薬剤の効果が出ます。炎症を起こしているととても痛く、血や膿が綿棒に付着します。が、効果は抜群。亜鉛が上咽頭を殺菌して炎症をしずめます。血を出すことでうっ血も改善され、上咽頭に溜《た》まっていた炎症原因物質や老廃物が取り除かれます。

何より一番のメリットは、免疫機能の正常化。上咽頭は、全身に分布する自律神経系のターミナル拠点のひとつであり、ここを刺激することによって、免疫システムがリセットされると考えられています。

上咽頭炎によって免疫システムがくるうと全身に炎症が拡散し、腎臓病やアトピー性皮膚炎、めまいやうつなどの原因になる、と前章でお話ししましたが、その原因となる場所をいつもキレイにすることで、こうした不調の改善が一挙に図れるのです。


【上咽頭擦過治療】

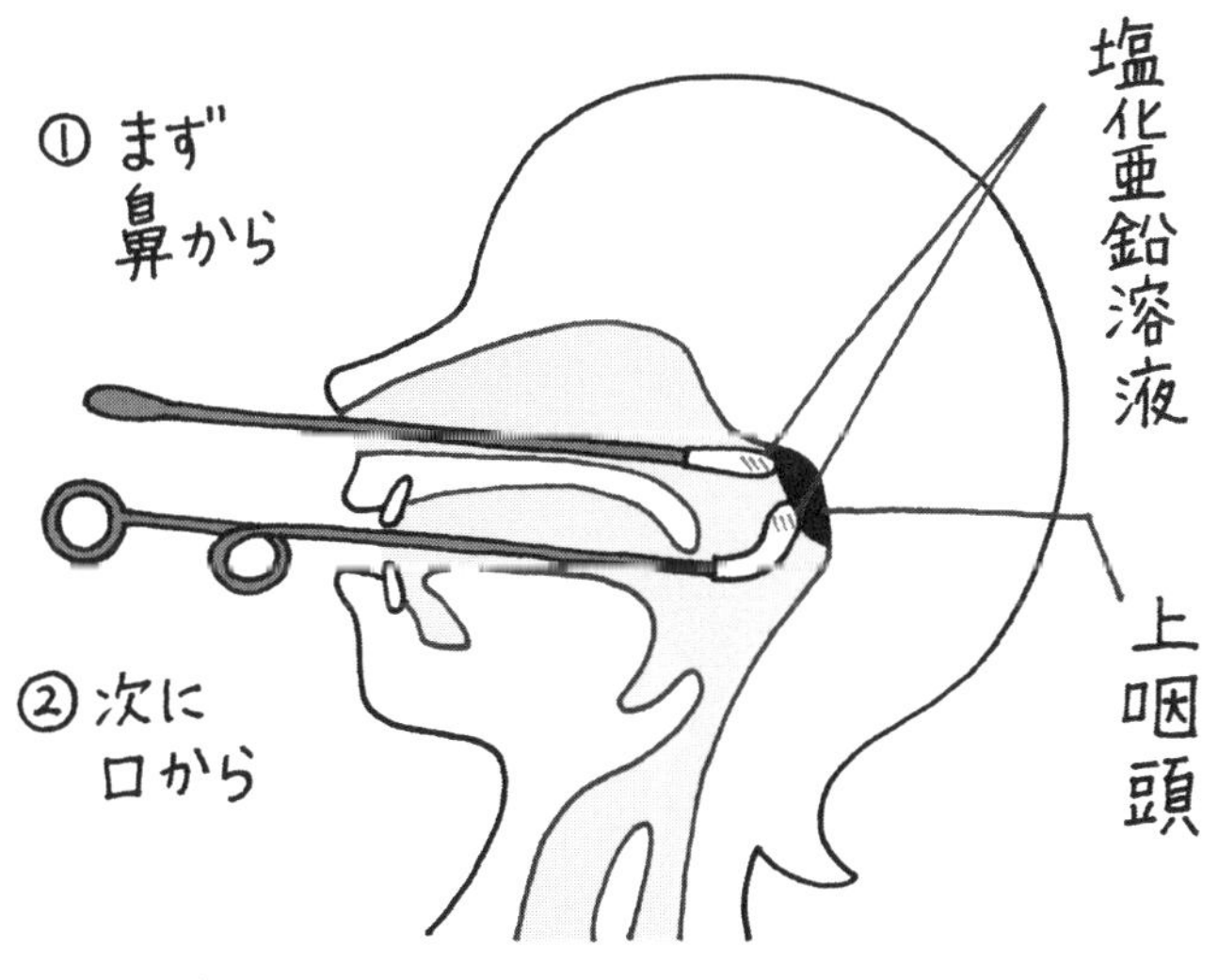

アレルギーのモトを近づけない！

「外干し」でも花粉をつけないワザとは

この症状に効く！

花粉症・通年性アレルギー性鼻炎

ここからは、自分でできる鼻のケアについて説明します。

アレルギー性鼻炎にはとくにセルフケアが有効。その第一歩はアレルゲンを近づけないことです。アレルギー検査で原因を特定しておけば、対策も打ちやすいですね。

花粉症の場合は、室内環境の整備を習慣づけるのが決め手です。

帰宅時には玄関マットの上で、髪や服についた花粉を軽く払い落としましょう。

コートや上着は、クローゼットにかける前に衣類用の粘着シートを転がしておけば、大半の花粉を取り除けます。

窓を開けて換気するときは、網戸だけではなくレースカーテンも引きましょう。布団はベランダに干すより、布団乾燥機を使うのがベターです。一方、衣類の洗濯物は「内干し」にするとにおいが出やすい、と抵抗を覚える方も多いでしょう。天日干しをするなら、玄関先で行なうのと同じく「取り込む直前にパタパタと振る」「粘着シートでコロコロ」の二段構えにすれば、効率的に除去できます。

ハウスダスト対策は、やはり掃除が一番。朝一番や帰宅直後など、ホコリが舞っていない時間帯に行ないましょう。掃除中もホコリが舞わないよう、フロアワイパー→掃除機の順に使うのがコツです。

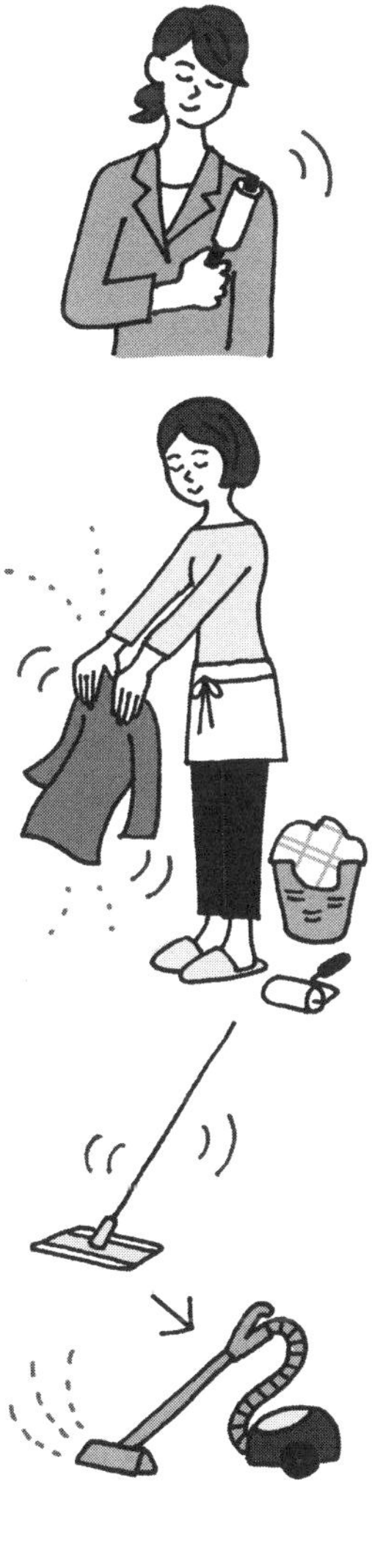

「鼻うがい」を習慣にしよう

「歯みがき」と同じく、鼻も毎日洗おう

この症状に効く！

花粉症・アレルギー性鼻炎・副鼻腔炎・上咽頭炎・ドライノーズ

この本でもっとも強く皆さんにおすすめしたいセルフケアは、「鼻うがい」です。鼻から水を通して鼻腔内を洗うというこの方法は、粘膜についたゴミやホコリを洗い流し、鼻腔内のうるおいを保持し、鼻づまりや鼻水を解消してくれます。副鼻腔炎の予防にも、大いに有効です。

「鼻に水を入れたらツーンとしそう」というイメージをもつ方も多いでしょうが、体液と同じ浸透圧の「0・9％の食塩水（生理食塩水）」を使えば痛くありません。

◆鼻うがい液の作り方・鼻うがいのやり方◆

用意するもの

コップなどの容器（よく洗っておく）
水200ml、食塩1.8ｇ

液を作る

❶ 水を一度沸騰させ、体温と同じくらいに冷ます。

❷ 容器に❶のぬるま湯を入れ、食塩を入れてよく振る。

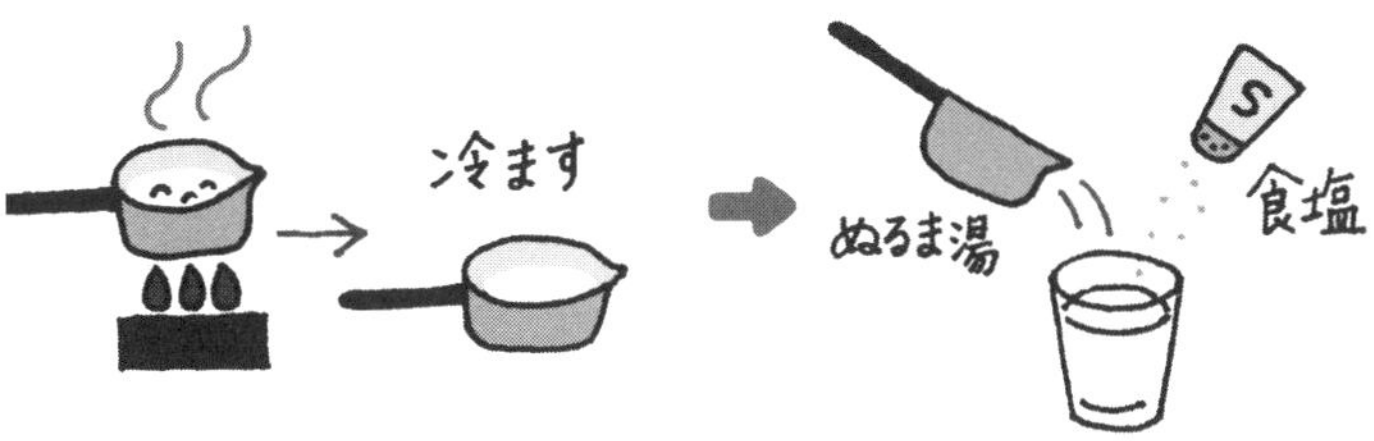

うがいをする

❶ 片方の鼻をふさぎ、もう片方の鼻の穴からゆっくり食塩水を吸い込む。

❷「あー」と声を出しながら、吸い込んだ水を口から出す。

❸ 反対側の鼻の穴も同様に行なう。

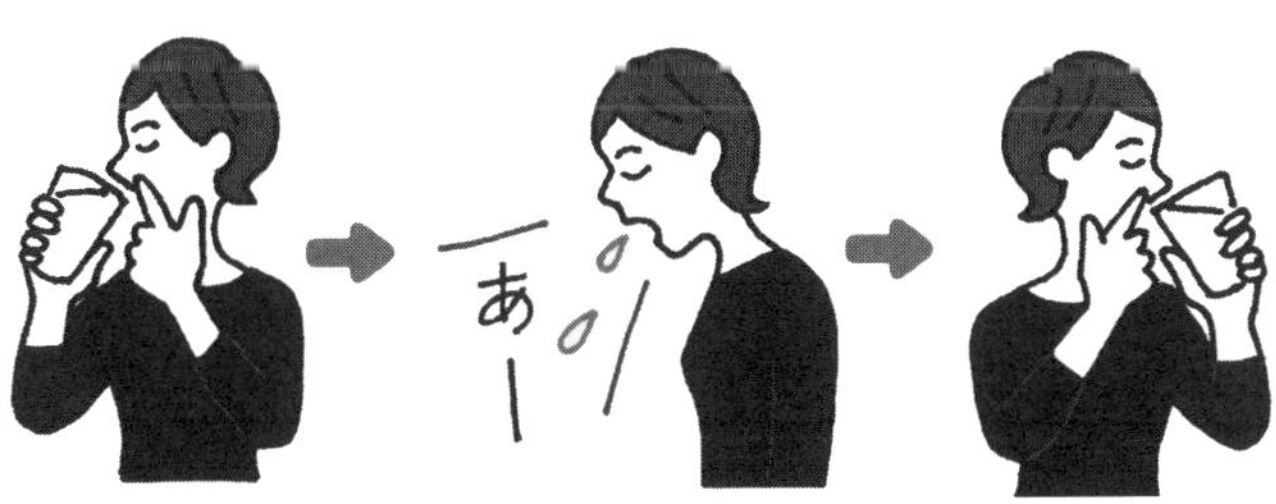

鼻うがいの注意点

鼻うがいはぬるま湯を使おう!

この症状に効く!

花粉症・アレルギー性鼻炎・副鼻腔炎・上咽頭炎・ドライノーズ

鼻うがいの際に注意していただきたいことが、2点あります。

ひとつは、上咽頭にしっかり届かせること。水を通すときは洗面台や洗面器の上で行なうことになりますが、このとき下を向かないようにしましょう。

なぜなら、鼻から入って口から出す際、下を向くと汚れの溜まりやすい上咽頭に水が当たらないからです。

少しあごを突き出して洗うのがコツです。

鼻うがいの生理食塩水は、簡単に自分で作ることができますが、水と塩選びは、しっかりと次のことを守ってください。

まず水は清潔なものを使ってください。水道水を使う場合は、沸かした湯を冷まして人肌にしてから使うか、電子レンジで温めてから使うのが大事です。水道水に含まれる残留塩素やトリハロメタンは煮沸したり電子レンジで温めることで、とばすことができるからです。

井戸水や川、池の水の使用はやめるほうが賢明です。細菌やアメーバといった有害なものが含まれていることもあるからです。

アメリカでは、池で泳いでいた人が池の水が鼻に入ったことで死亡したことがニュースになったことがあります。池の中にいた脳喰《のうく》いアメーバが鼻から脳に入り込んで死亡させたのです。鼻うがいの水選びはぜひとも慎重に行なってください。

塩は精製塩を使うのがよいでしょう。天然天日干しで作った塩の使用はおすすめしません。鼻うがい用の塩はいくつも市販されていますから、そうした衛生管理のしっかりしたものを選んでください。

鼻うがいのグッズいろいろ

市販の容器・洗浄液も便利

この症状に効く！

花粉症・アレルギー性鼻炎・副鼻腔炎・上咽頭炎・ドライノーズ

市販の鼻うがいキットも便利で、スプレー型やポンプ型の容器は使いやすいのがメリットです。ヨガを行なう人が使う「ネティポット」を使う人もいます。先端を片方の穴から入れてもう一方の鼻の穴へと通す方法が一般的ですが、上咽頭にうまく届けられる上級者におすすめです（清潔なものを使ってください）。

また、今後は光で鼻うがい同様に鼻をきれいにする「鼻光セラピー」という方法もあるようです。

◀鼻うがいグッズ（例）▶

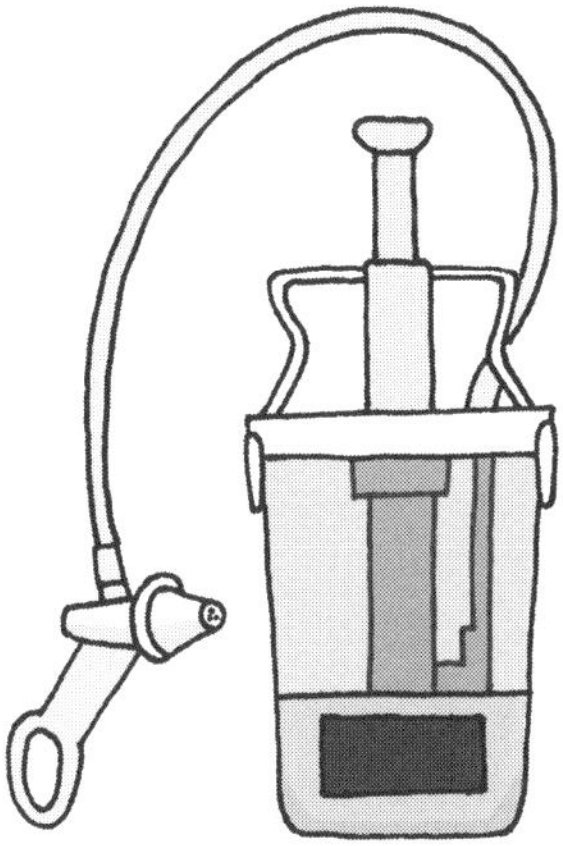

鼻の奥までしっかり
洗える鼻洗浄器
（「ハナクリーン」など）

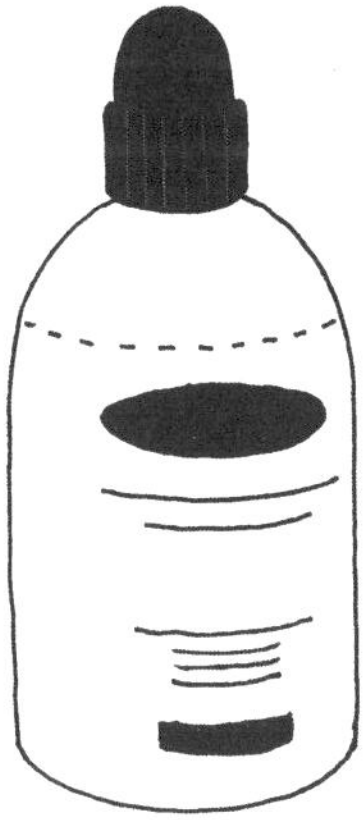

上咽頭を洗える鼻洗浄器
（「サイナスリンス」など）

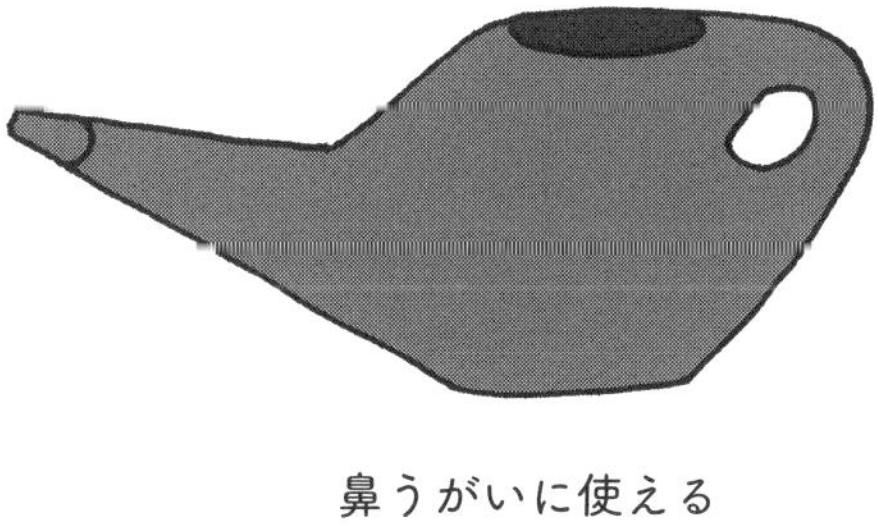

鼻うがいに使える
ネティポット

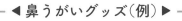

鼻うがい後は、ワセリンでうるおい確保

鼻の中を中性にすれば、花粉がおとなしくなる

この症状に効く！
花粉症・アレルギー性鼻炎・副鼻腔炎・上咽頭炎・ドライノーズ

鼻うがいをすると、鼻粘膜を保護しているぬめりが一時的に流されます。そのままにしておくと鼻が乾燥し、アレルギー作用がさらに高まる恐れがあります。鼻粘膜は弱アルカリ性。水分で表面を保護されていない鼻粘膜に直接花粉が触れたとき、アルカリの影響で粒が割れ、アレルギー物質が放出されてしまうのです。

そこで役立つのがワセリン。ワセリンは弱酸性の物質なので、鼻の中に塗ると中性が保たれる上、花粉を油分でコーティングし、花粉が割れてアレルゲンがばらまかれ

るのを防いでくれます。鼻うがいの後には毎回ワセリンを塗りましょう。このケアで、1~2時間は鼻の通りを保てます。

◆鼻うがい後のケア◆

用意するもの

白色ワセリン

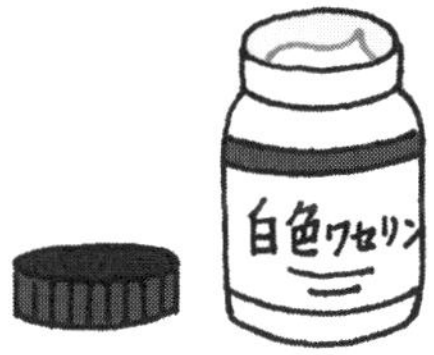

ワセリンをなじませる方法

❶ 大豆1、2粒大を指（または綿棒）に取る。

❷ 鼻の穴の中に入れる。もう片方の中にも同様に入れる。

❸ 小鼻を指で軽くつまんで、鼻腔の内壁になじませる。

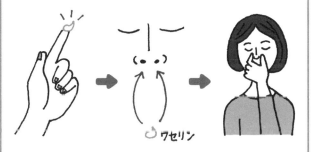

※香りなどが苦手でなければ、メンソレータム®で代用してもOK。メントール効果でスッキリ感が倍増します。

「湯気」で鼻をキレイにしよう

お風呂、ミストサウナ、美顔器もツールになる

この症状に効く！

花粉症・アレルギー性鼻炎・副鼻腔炎・上咽頭炎・ドライノーズ

お鼻コンディショニングには、鼻スチームも効果的です。40〜42℃のスチームを15分間、鼻から吸って口から吐けば、鼻の中に付着した異物はスッキリ流されます。お風呂から出たあとに花粉症の症状がいっときおさまり、鼻が通ってくるのはこの作用によるものです。

バスルームのミストサウナ機能も同じ効果があります。40℃で熱すぎると感じる人は、38℃程度に抑えて入浴時間を長めにとるのでも大丈夫です。

スチームを顔に当てる「スチーム式美顔器」も役に立ちます。使用中に鼻からスチームを吸い、口から吐くと、美肌効果だけでなく以後2～3時間は鼻が通ります。

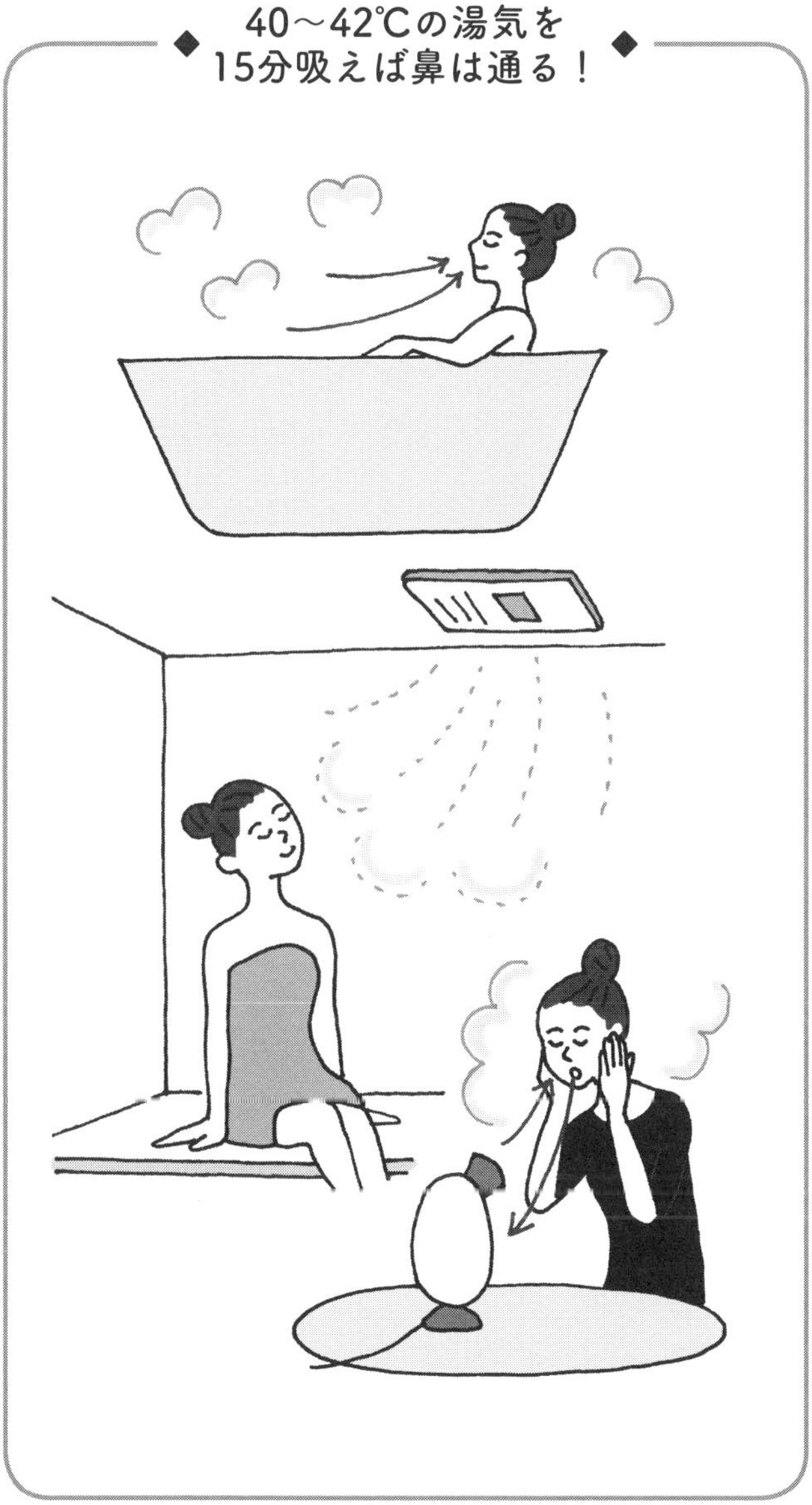

40～42℃の湯気を
15分吸えば鼻は通る！

鼻呼吸を徹底しよう

▼陸上生物は口で呼吸すると危険！

この症状に効く！
花粉症・アレルギー性鼻炎・副鼻腔炎・上咽頭炎

呼吸は「鼻から吸う」ことが大事、と何度かお話ししてきた中で、「でも、口から吸うほうが楽なのに……」と思われた方もいるかもしれません。それはある意味当然です。口のほうが気管支や肺に近く、吸い込む「穴の大きさ」も鼻よりずっと大きいからです。

実際に、水の中の生物は口呼吸しています。魚は口から水を吸ってえらで水中の酸素を取り込み、「えらぶた」からその水を排出しています。

しかし、陸に上がった私たち人間は、えらぶたをなくしてしまいました。口呼吸では、気管が乾燥し、病原体に感染しやすくなってしまいます。そこで鼻から吸って口から吐くスタイルに変わったのです。陸上では、水中と異なり、口呼吸のままでは気管も肺もすぐに乾いてしまいます。そこで、鼻腔や副鼻腔を発達させ、湿った空気として取り込めるように進化させました。

鼻うがいやスチームで鼻を通した後は鼻呼吸にリセットしましょう。口を閉じて舌を上あごにしっかりつけるよう心がけ、鼻呼吸の感覚を取り戻していくのです。

なお、意識しているつもりでも、気づかないうちに口呼吸になっている人は多いもの。左のチェックリストで3つ以上当てはまる人は、口呼吸になっている可能性大です。こまめにチェックしてクセを矯正しましょう。

- □朝起きるとのどが痛いことがある
- □唇がかわきやすい
- □口臭がある
- □鼻づまりや鼻水をいつも気にしている
- □口内炎ができやすい
- □いびきをかいている
- □食事中にクチャクチャと音を鳴らしてしまう

正しい鼻のかみ方を覚えよう

鼻をかんだときに耳に違和感があれば要注意

この症状に効く！

鼻血・中耳炎

鼻水・鼻づまりのもっとも簡単な解消法は「鼻をかむこと」です。

しかし、この方法を間違っている人は意外に多いようです。

ティッシュペーパー「エリエール」の製造元である大王製紙が行なった「子どもの鼻の健康に関する意識調査」によると、正しく鼻をかんでいた母親は約5割にとどまり、子どもの約6割が間違ったかみ方をしていたそうです（２０１６年発表）。

正しく鼻をかんでいないと、様々なリスクが生じます。とくに、強く鼻をかむのは禁物。鼻の粘膜を傷つけ、鼻血が出てしまうことがあります。

片鼻ずつ交互にかむのが基本、両方同時だと耳管に対して悪い影響が出やすいので絶対にやってはいけません。中耳炎の一因になり、ひどい場合は鼓膜が破れることもあります。なお、鼻をかまずに「すする」のも同様に危険です。ホコリや雑菌が耳管から耳に回って中耳炎を招く可能性があります。安全な鼻のかみ方を次に示します。

◆正しい鼻のかみ方◆

❶ 柔らかいティッシュペーパーか、ハンカチを使う。

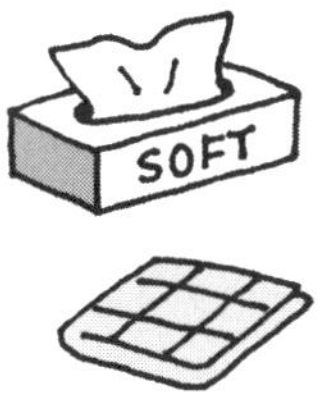

❷ 片方の鼻の穴を指でしっかり押さえて閉じる。

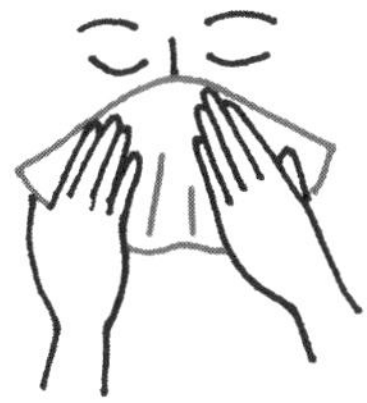

❸ ゆっくり、少しずつ鼻から息を吐く（吹くようなイメージで）。

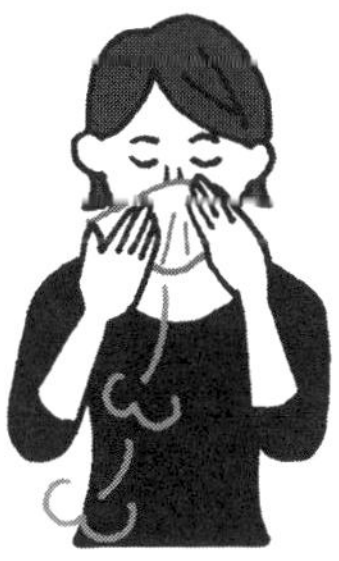

注 最後まで無理に出そうとしない。

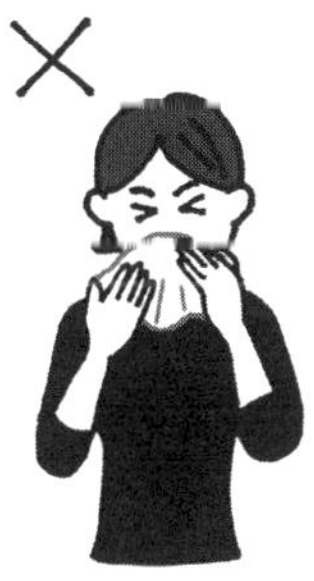

鼻毛の切りすぎは禁物！

天然の異物除去フィルターを守ろう

この症状に効く！

花粉症・アレルギー性鼻炎・副鼻腔炎・ドライノーズ

患者さん、とくに女性の方々を診察していてよく感じるのは、皆さん「鼻毛の手入れをしすぎ」だということです。

鼻毛は、花粉やホコリや雑菌の侵入を防ぐ、最初の「関所」です。ここで花粉をキャッチできれば、鼻をかむだけで異物を除去できるはず。この強い味方を根こそぎ取ってしまうのはもったいない話です。とくによくないのは「抜く」という方法。鼻粘膜が傷つき、炎症を起こしたり化膿《かのう》しやすくなります。

鼻毛の手入れは、「短くなりすぎない程度に切る」のが正解です。鼻の穴から出なければいいのですから、少し切るだけで十分です。

鼻毛をカットする道具には様々なものがありますが、家電量販店で売っている電動式の「鼻毛カッター」(左)は、短時間で手入れできるので便利です。

一方、つまむと刃が回る手動式のカッター(中)は、慣れない人が使うと、毛を巻き込んでひっぱってしまうこともありますので、注意して使いましょう。

いちばん確実なのは「鼻毛はさみ」(右)。先が丸くなっているものを使えば、鼻腔内を傷つけることもありません。

◀鼻毛カットの道具(例)▶

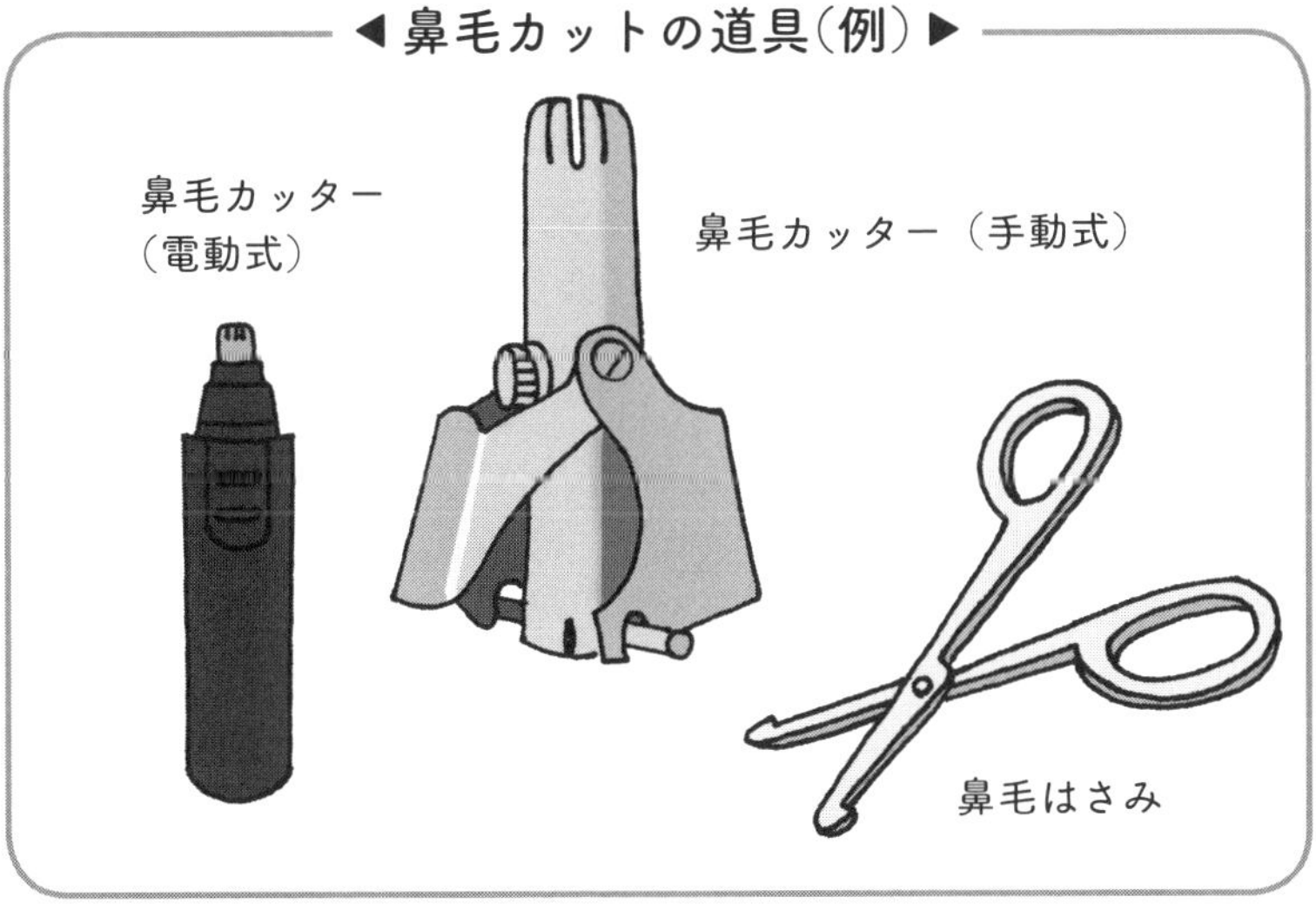

ミカンの皮で炎症をしずめよう

抗アレルギー成分「ナリルチン」を味方に！

この症状に効く！
花粉症

「ポリフェノール」という物質名を聞いたことがあるでしょう。これは植物に含まれている成分で、細胞の生成や活性化を促す働きをします。「有名どころ」は大豆のイソフラボン、ナスのナスニン、緑茶のカテキンなどです。

さて、「花粉症に有効なポリフェノール」として近年注目されているのが、柑橘《かんきつ》類に含まれる「ナリルチン」。ナリルチンは、花粉やホコリを攻撃しようとするヒスタミンの放出を抑制する作用をもっています。

スダチやミカン、グレープフルーツなどの柑橘類を積極的に摂《と》る、果汁を絞って飲むのはよい対策になります。絞った後の果皮を鼻の前で薄くけずる、そんなにおいを吸い込むだけでも、鼻はスッキリしてきます。

スダチ、ミカン、ユズなどの身近な柑橘類と比べて、突出して多くのナリルチンを含んでいる柑橘類が「じゃばら」です。

じゃばらは長らく、生産地である和歌山県北山村の人々だけで食べられてきましたが、この村に「なぜか花粉症の人がいない」ことが話題となったのがきっかけで、その効用が発見されました。

ほかの柑橘類と比べて、含有量の差は歴然としています。同じじゃばらでも、果皮には果汁の13倍のナリルチンが含まれていることがわかっています（日本じゃばら普及協会　https://www.jabarakyoukai.com/jabara2.html)。

最近は、サプリメントやパウダー、果汁を混ぜたはちみつなどの加工品も続々と出ているので、生活の中での鼻アレルギー症状の予防としてメニューに取り入れてみてはいかがでしょうか。

アロマ習慣で症状を撃退！

▼「焚《た》く」以外の様々な活用法

この症状に効く！

花粉症・アレルギー性鼻炎

植物などから抽出したエッセンシャルオイル（精油）の香りを通して、体調を改善したり、心の状態を整えたりする「アロマテラピー」。

精油の中には、花粉症の症状を和らげるものがいくつかあります。

- **ユーカリ**：鼻の通りをよくする。免疫を整え、抗ウイルス効果も。
- **ペパーミント**：鼻づまりや頭重感のあるときに。

・**ラベンダー**：目のかゆみに有効。抗菌・抗ウイルス、リラックス効果も大。
・**カモミール**：炎症をしずめる。目や鼻のかゆみに有効で、乾燥対策にも。

こうした精油やアロマウォーターのpHを調べてみると、どれも酸性寄りで、ワセリンとどうやら同じ効果を期待できるようです。これらを、様々な場面で活用しましょう。

屋内にいるときは、アロマディフューザーが便利です。スチームで香りを楽しめますし、鼻の乾燥対策にもなります。アロマポットのように火を使わないで済むのも安心です。

玄関や、車の中に置くとよいのがアロマストーン。石にオイルをしみ込ませる方式なので、手軽で持ち運びも簡単です。

外出時には、ハンカチに1滴オイルを垂らしておくのもよい方法。くしゃみが止まらなくなったときに香りをかぐと、症状がおさまります。マスクに1滴垂らすのもよいですが、精油が肌に直接触れないように気をつけましょう。

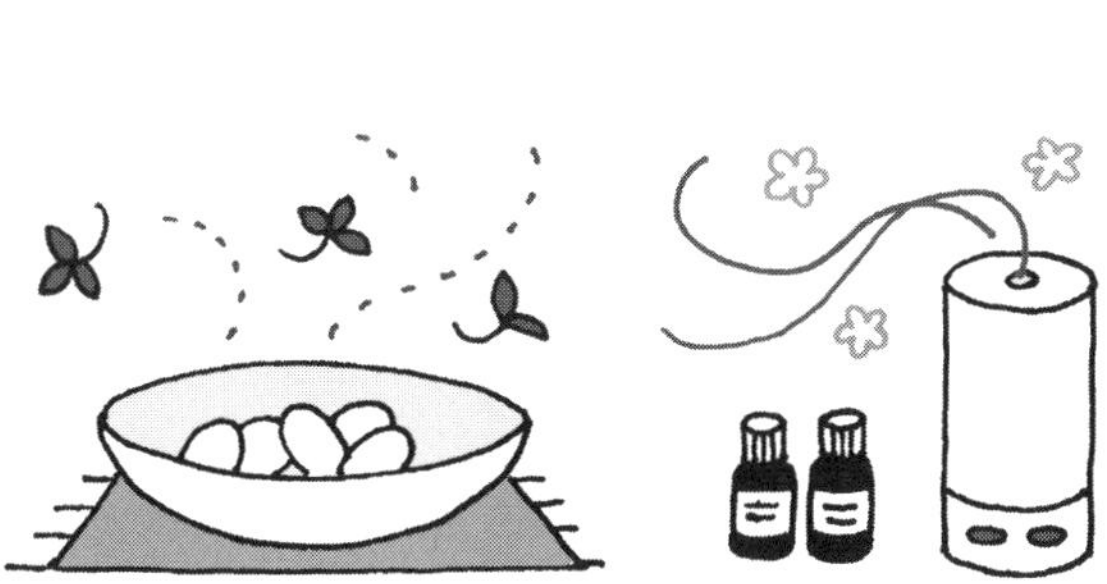

ハッカ油で鼻スッキリ

「ハッカ油タオル」で夜の鼻づまりを解決

この症状に効く！

花粉症・アレルギー性鼻炎・副鼻腔炎

消臭・殺菌効果があり、掃除のお役立ちグッズとして人気を呼んでいる「ハッカ油」。ハッカ（ミント）に含まれるメントールは、鼻炎にも大いに効力を発揮します。メントールは鼻粘膜の線毛《せんもう》の働きを活性化させ、異物のキャッチ力・排出力をアップさせます。ハッカのさわやかな香りで、鼻の通りもよくなります。メントールもワセリンと同じように酸性寄りで鼻内のアルカリ化を防いでくれます。

いちばん簡単な活用法は、ハッカ油を含ませた濡《ぬ》れタオルを室内にかけること。寝る前に寝室に吊るせば、寝ている間に線毛が元気になります。熱いお湯を入れた洗面器にハッカ油を数滴垂らし、湯気を吸い込むのもおすすめ。香りに満ちた蒸気で鼻の中がうるおいます。

◆ハッカ油タオルの作り方・使い方◆

用意するもの

タオル
ハッカ油
ぬるま湯（体温と同じくらい）
洗面器

作り方

❶ 洗面器にぬるま湯をはる。
❷ ハッカ油を7、8滴ほど垂らす。
❸ タオルを❷にひたして軽くしぼる。

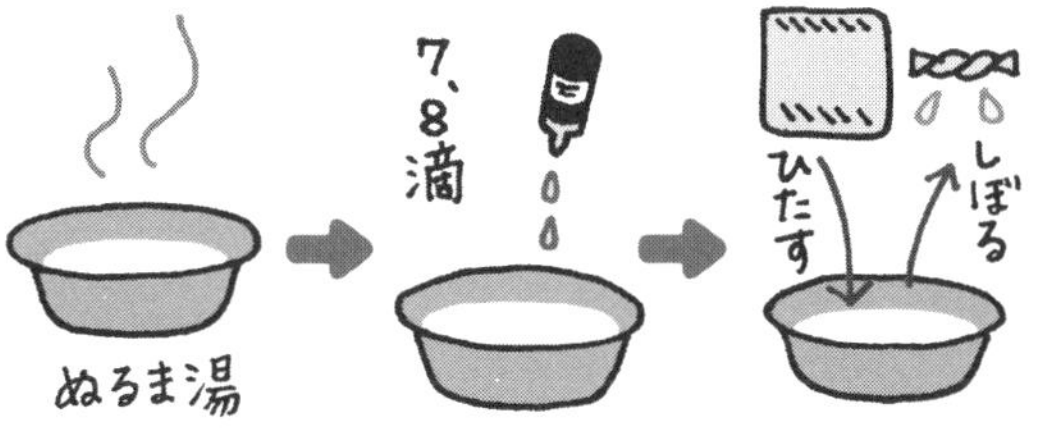

使い方

適度に湿ったハッカ油タオルを、寝室にかけておく。

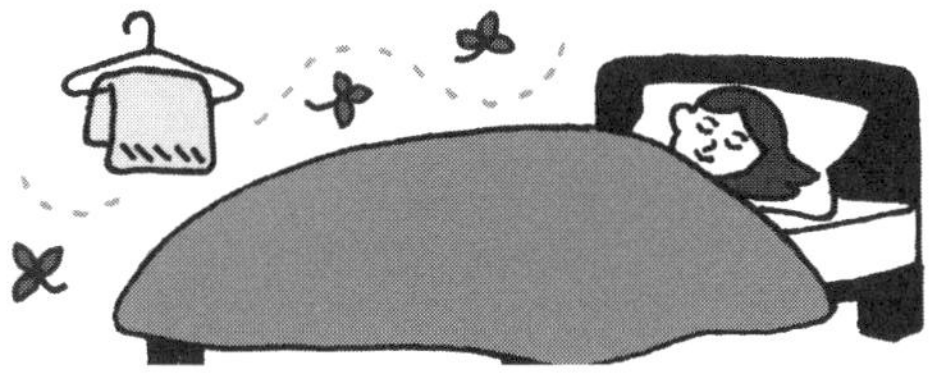

鼻トラブルに効くツボ①

鼻のツボ押しで、鼻づまりが取れる

この症状に効く！

花粉症・アレルギー性鼻炎・副鼻腔炎

鼻がつまってつらいときに即効性を発揮するのが「ツボ押し」。

小鼻の脇のくぼみの位置にある「迎香《げいこう》」は読んで字のごとく、鼻の通りをよくして「香りを迎える」ことができる、というツボです。左右同時に人差し指か中指の指先を当て、回転させるように押し込んでいるうちに、鼻が徐々にスッキリします。

「鼻通《びつう》」も文字通り、鼻の通りをよくするツボです。小鼻の上端と頬骨の間にあります。こちらも同様に押し込みましょう。

ほか、眉頭の内側のくぼみ「攅竹《さんちく》」も鼻づまりに効きます。目じりの横のくぼみ「太陽《たいよう》」には、目のかゆみを抑える効果もあります。

◀鼻づまりに効くツボ▶

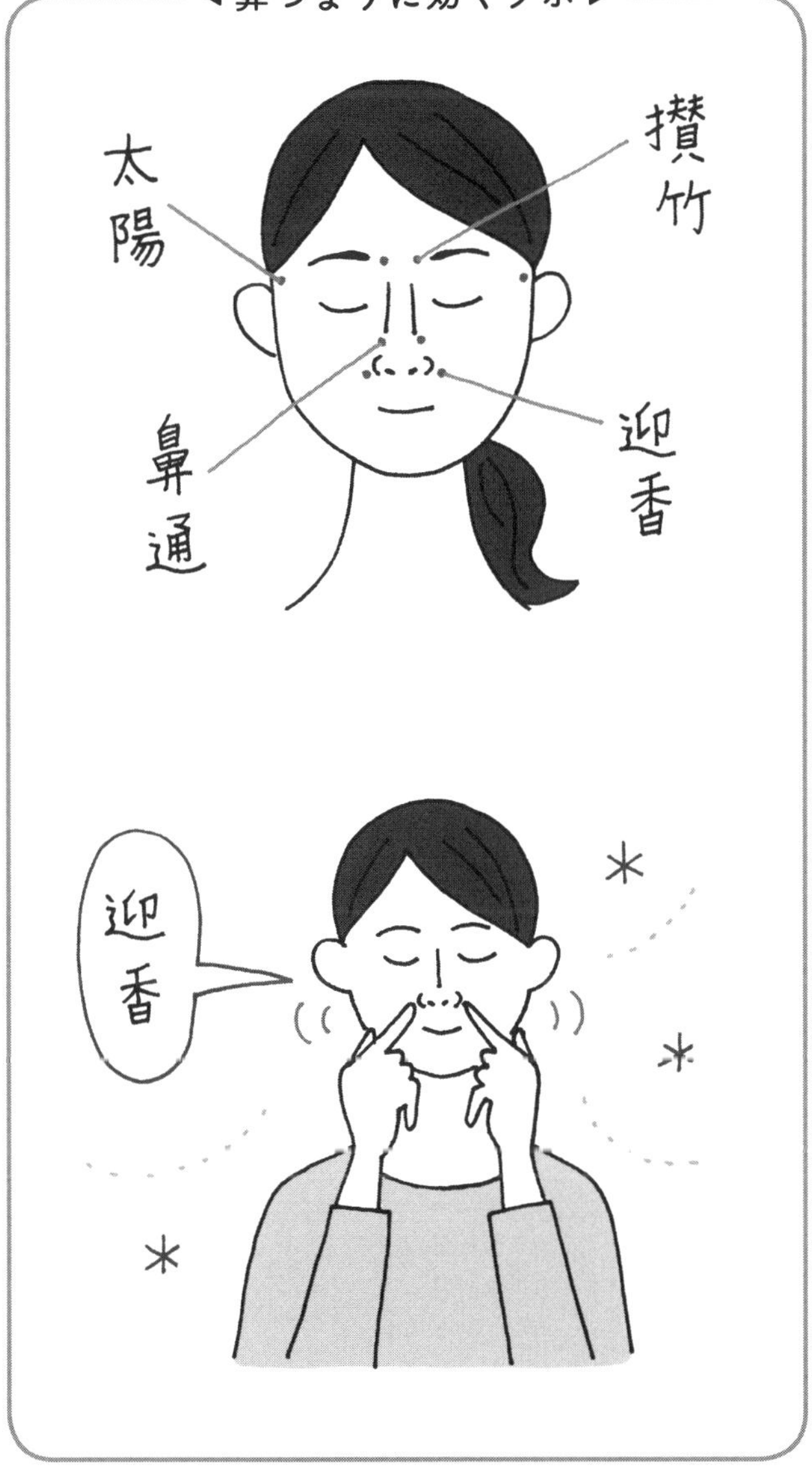

鼻トラブルに効くツボ②

「耳つまみ」で鼻に効かせよう

この症状に効く！

花粉症・アレルギー性鼻炎・副鼻腔炎

東洋医学では、体の状態を整える「気血」がめぐる通り道を「経絡《けいらく》」といいあらわします。

この経絡が体の表面と接するところが「経穴《けいけつ》」、つまりツボです。足の裏や手のひらなど、体の先端にある部分には、ツボも密集しています。

そして「耳」もツボの宝庫。聞こえの改善、頭痛や疲れ目の緩和、食欲抑制などに効くツボがあるほか、鼻の調子を整えるツボもあります。

耳たぶを親指と人差し指でつまんでもむと「上顎《じょうがく》」というツボが刺激されて、アレルギー症状が緩和されます。「外鼻《がいび》」「内鼻《ないび》」にも同様の効果があります。耳の穴に軽く親指を入れ、耳の手前の小さな膨らみをつまんでじっくりもみほぐしましょう。

◀耳のツボ／耳つまみ▶

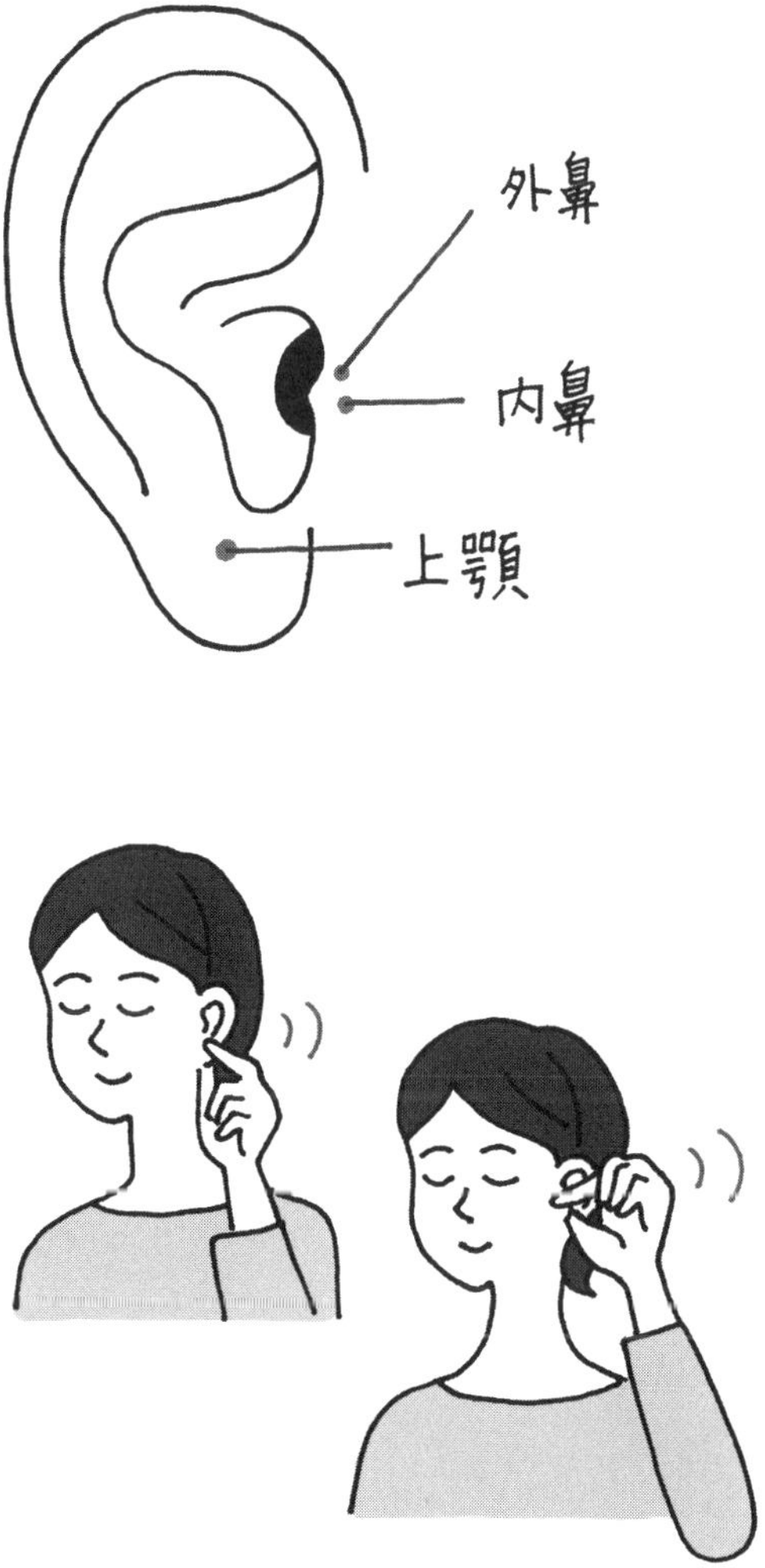

鼻トラブルに効くツボ③

手のツボなら、外出先でもさりげなく押せる

この症状に効く!

花粉症・アレルギー性鼻炎・副鼻腔炎

電車の中や仕事場で鼻水・鼻づまりに悩まされたとき、便利なのが手のツボ。「ツボ押しをしている」のに気づかれることなく、鼻の症状を和らげることができます。

いちばん簡単に押せるのが「合谷《ごうこく》」というツボ。親指と人差し指の骨が描くV字の谷間部分にあります。もみほぐすと免疫力がアップし、花粉症のときの顔のほてりも緩和されます。

また、手首の親指側にある「太淵《たいえん》」は鼻の症状のほか、風邪《かぜ》のときの咳やのどの痛

みにも効きます。強く押しすぎず、3秒圧迫して離す、を繰り返しましょう。

「少商《しょうしょう》」は、親指の爪の下端の外側。親指の両脇を、もう片方の手の親指と人差し指でつまんでもむと、過敏な鼻粘膜の沈静化、発熱、のどの痛みの緩和に有効です。

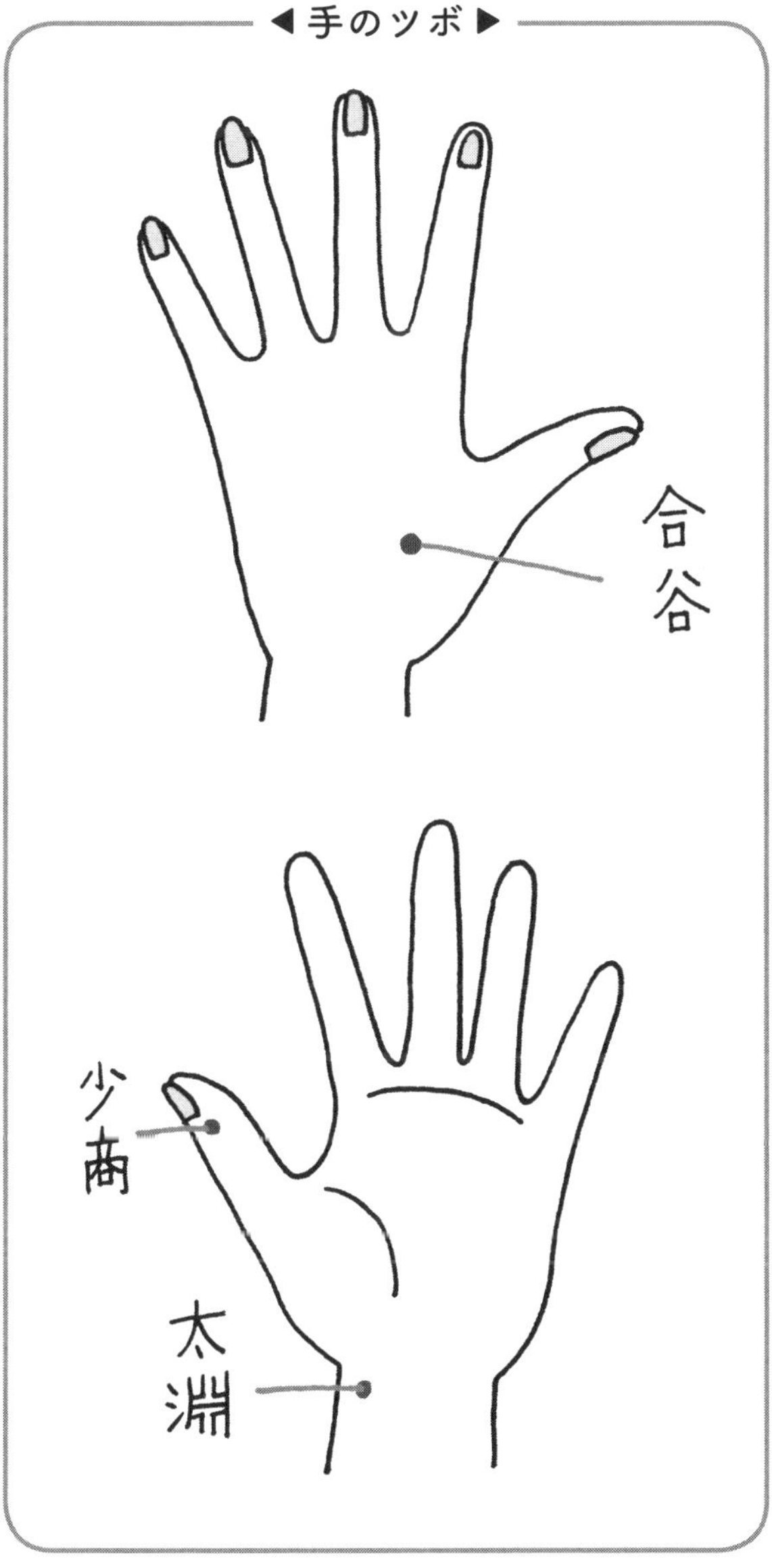

マスクを正しく使えていますか？

選び方・つけ方で効果は大違い

この症状に効く！
花粉症・アレルギー性鼻炎

マスクをつけているのにくしゃみが出てしまう場合、まず考えられるのはマスクのサイズが合っていないということ。

左図の要領で耳の付け根と鼻の付け根に指を当て、長さを大まかに把握して、合ったサイズのものを買いましょう。

着用時は、まず上下にひっぱってプリーツ（ひだ）を伸ばしてから顔にあて、鼻の部分に隙間ができないようしっかりワイヤーを調整しましょう。

なお着用中、マスクを一度あごの下に下げた後、またつけるのはNG。あごについていた花粉がマスク内部につくからです。新しいものに替えるのがベターです。

◆マスクの選び方とつけ方◆

選び方

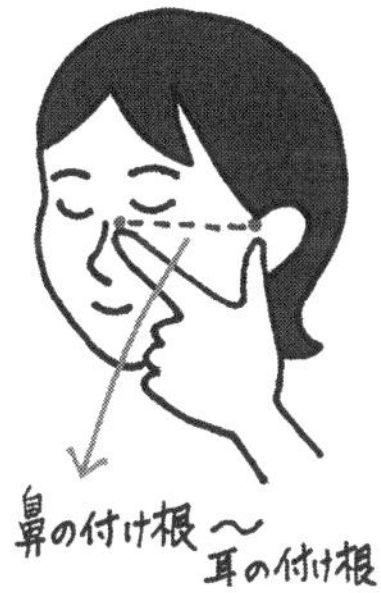

親指～人差し指の長さが
9 ～ 11cm
　→ 子ども用サイズ
10.5 ～ 12.5cm
　→ 小さめサイズ
12 ～ 14.5cm
　→ ふつうサイズ
14cm以上
　→ 大きめサイズ

つけ方

❶ ゴムひもは外側にし、ひだを上下に伸ばし、マスクを広げる。

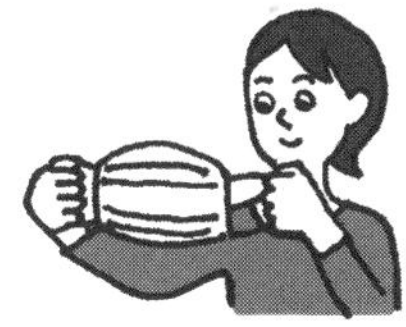

❷ 顔にあて、鼻筋をフィットさせて、あごの下まで伸ばす。

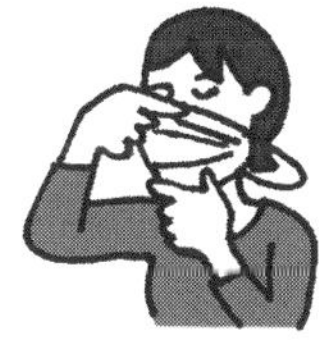

❸ マスクを顔にフィットさせながら、ひもを耳にかける。

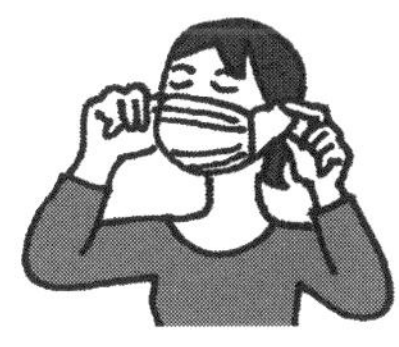

「濡れマスク」選び、間違っていませんか？

濡れているだけ、では逆効果!?

この症状に効く！

花粉症・アレルギー性鼻炎・血管運動性鼻炎

「寒暖差アレルギー」とも呼ばれる血管運動性鼻炎（30ページ）の人は、湿度が50％以下で、かつ7度以上の寒暖差を感知したときに、鼻が過敏に反応し、くしゃみや鼻水が止まらなくなります。ですから、寒い外に出るときにはマスクを着用し、鼻が感じる温度差をやわらげましょう。もちろん、花粉症の方々にも大いに効果ありです。

このとき、鼻とマスクの間に湿らせたガーゼを挟んだり、市販の「濡れマスク」を使ったりしてうるおいを補給する、という方法が一時期流行しました。

しかし、効果はさほど期待できなかったからか、今はあまり流行《はや》っていません。実はぬるい湿気は、暖かいところから寒い方向へ流れていきます。ですから、せっかく濡《ぬ》れマスクをしていても、体温より外気のほうが冷たいですから湿り気のほとんどは、鼻の中にではなく外のほうにばかり奪われて、効率よく鼻内へと取り込むことができないのです。しかし最近は、蒸気タイプの濡れマスクもあります。これだとマスクと口の間で発生した蒸気は外に向かうこともなく、どんどん鼻の穴のほうへと取り込まれていきます。冷たい濡れマスクより熱々の蒸しタオルのほうがすーっと取り込まれるのも同じ理由です。

鼻の中をしっかりうるおしたいなら、市販品の中でも「蒸気タイプの濡れマスク」を選びましょう。開封すると暖かい蒸気が出て、数分で体温よりも暖かくなります。移動中や就寝中に使用すれば、鼻の中を快適にうるおしてくれます。

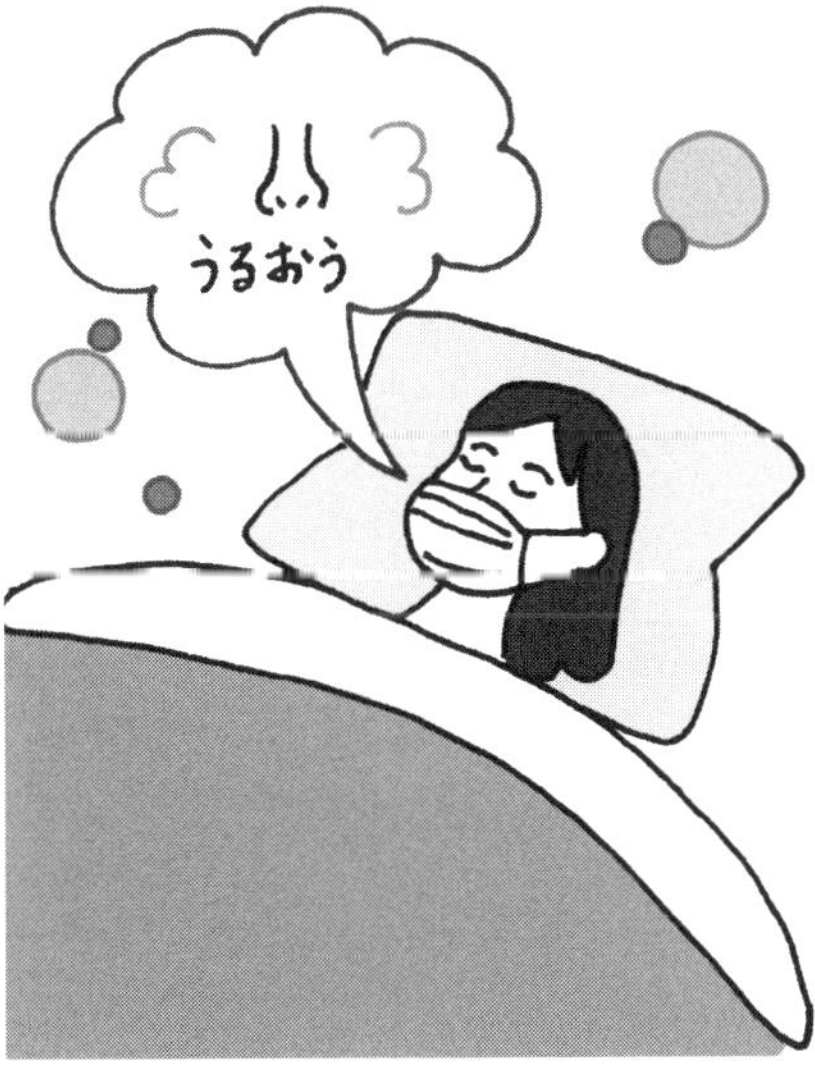

蒸しタオルで鼻を温めよう

「ぬるいタオル」では効果なし

この症状に効く！

花粉症・アレルギー性鼻炎・血管運動性鼻炎

66ページで紹介した「スチームを鼻から吸う」という方法は、鼻の中の汚れを取り、うるおいを与える効果と同時に、鼻の中を温める効果もあります。鼻の中が温まると鼻粘膜の血行がよくなり、鼻腔が広がって鼻の通りがよくなるのです。

同じ効果を得られるのが、蒸しタオルを鼻にあてること。ただし濡れマスクと同じく、「ぬるい蒸しタオル」ではさほど効果はありません。火傷をしない程度に、熱さを感じる温度に調整しましょう。

◆蒸しタオルの作り方・使い方◆

❶ 濡らしたタオルを絞る。

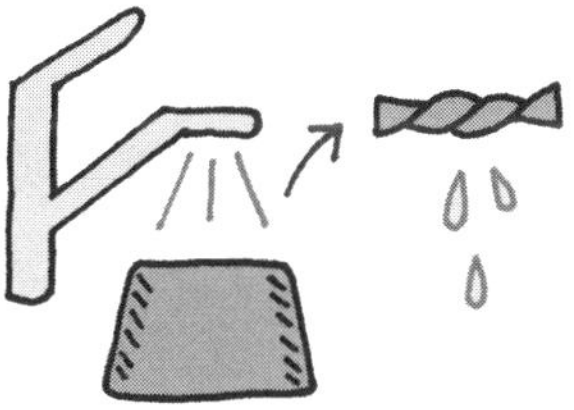

❷ タオルをたたみ、ラップでくるむ。

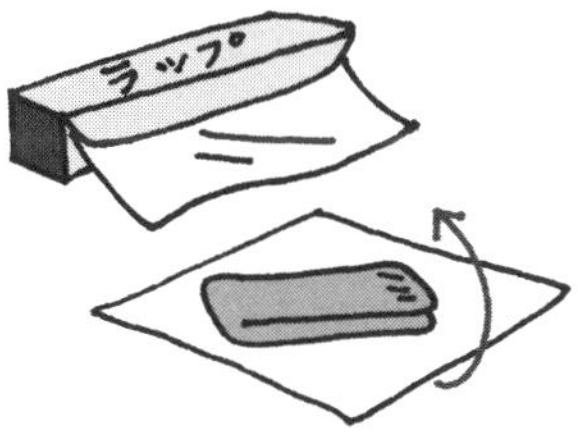

❸ 電子レンジで１分温める。

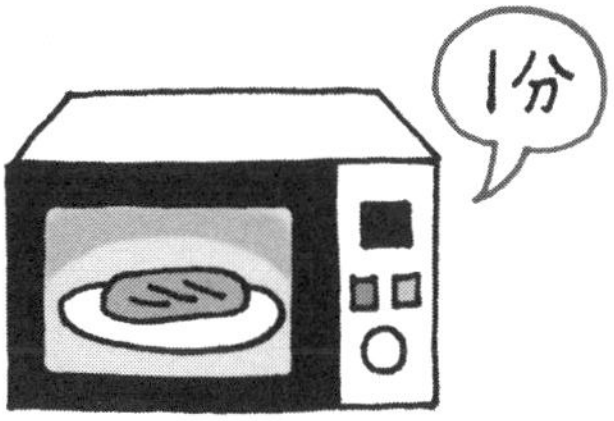

❹ ラップをはずし、軽く振って冷ます。

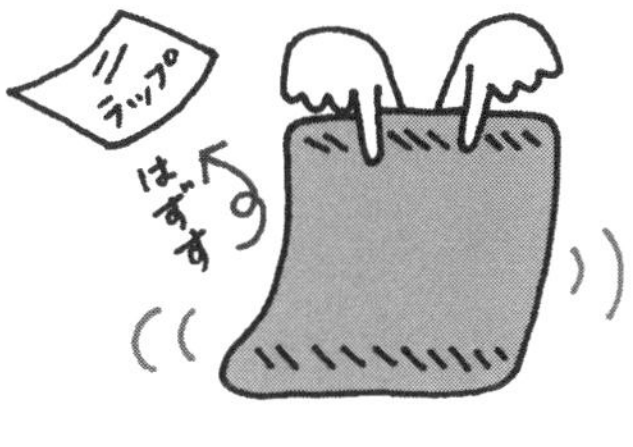

❺ 鼻全体を覆って鼻呼吸。タオルが冷めたら取り替える。

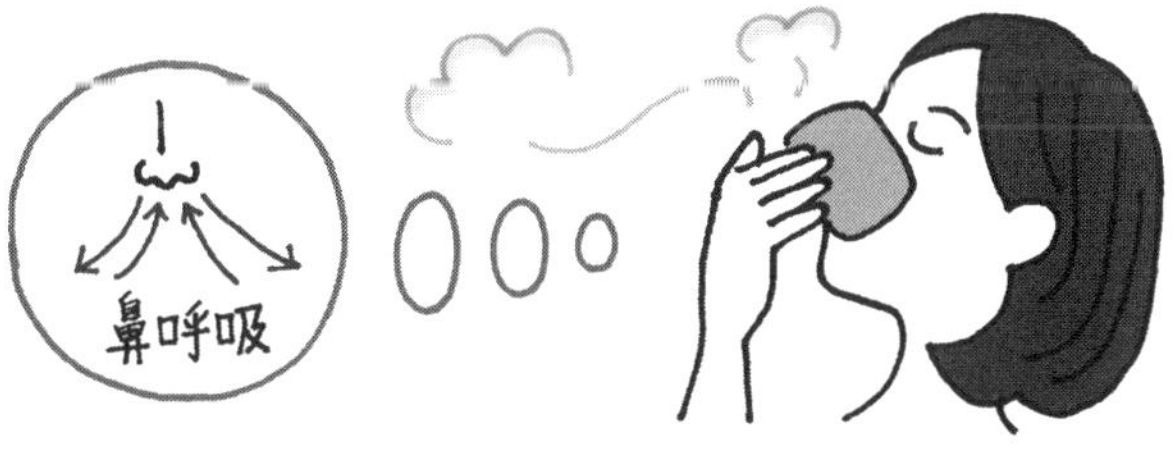

加湿器の置き場所にひと工夫

使い方を間違うとただの「結露製造機」に……

この症状に効く！
花粉症・アレルギー性鼻炎・副鼻腔炎

加湿器を使っている方は、どこに置いていますか？　もし「窓のそばの壁際」なら、ただの結露製造機になっています。放出するミストは鼻も肌もうるおさず、100％窓に向かってしまっています。加湿器は、人が窓との「間」になるように置くのが正解。これで初めて窓に向かう湿気をきちんとキャッチできます。

卓上にも置ける小型のものならば、置く場所も調整しやすいでしょう。ハンディタイプの扇風機に加湿器機能もついた「ミストファン」を使うのもよい方法です。

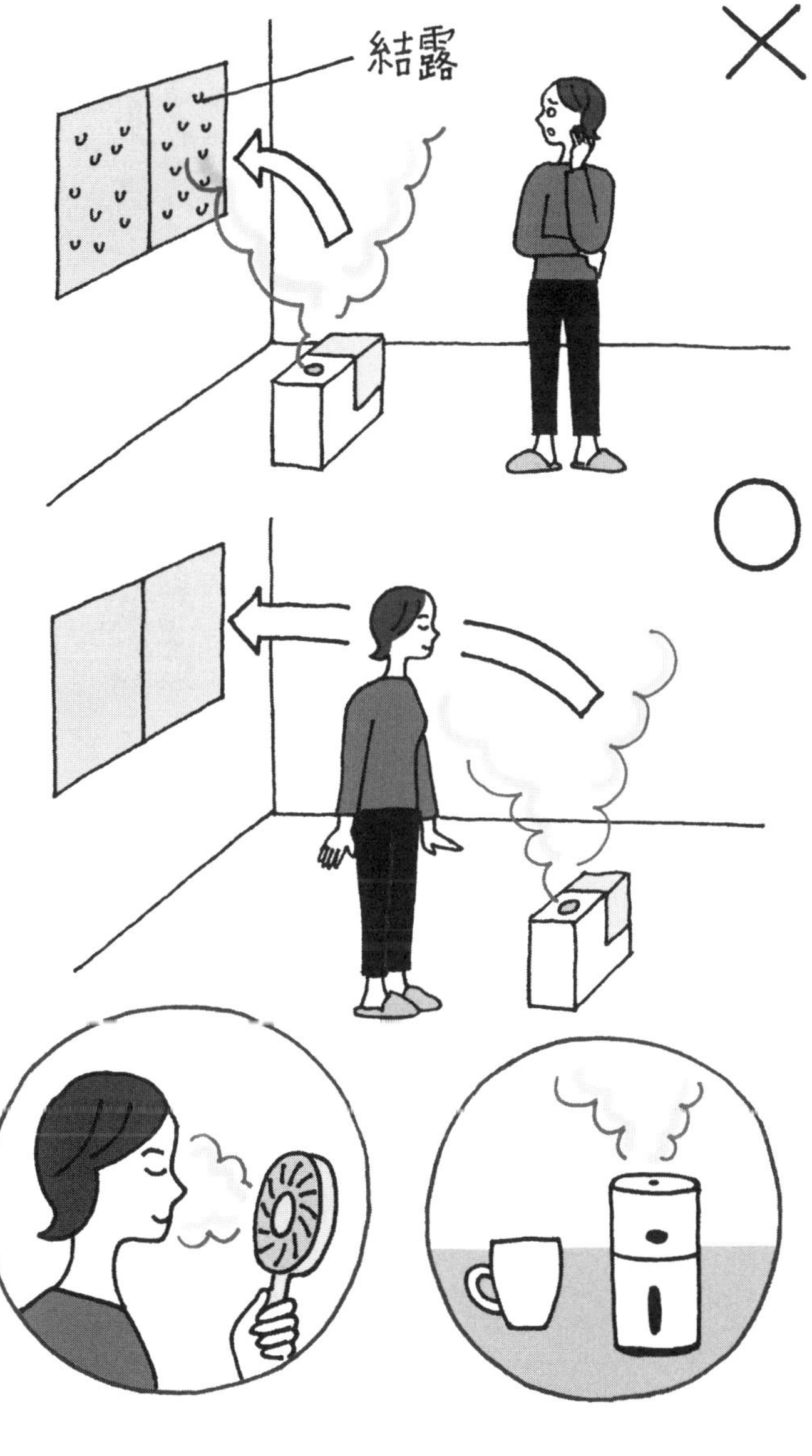
結露

動脈硬化予防に効く「片鼻深呼吸」

不安やイライラを鎮める効果も

この症状に効く！

高血圧・動脈硬化

大人の「鼻血」が高血圧と動脈硬化のサインであることは、すでに述べた通り。急いで医療機関で受診すべき症状ですが、同時に、高血圧を予防・抑制できるセルフケアも紹介しましょう。

浜松医科大学の高田《たかだ》明和《あきかず》先生が提唱されている「片鼻深呼吸《かたはなしんこきゅう》」。片方の鼻の穴をふさいで深呼吸すると鼻粘膜から出る一酸化窒素が鼻腔内に溜まり、高い濃度で体内に取り込まれます。その結果、血管の拡張と血圧低下の効果が期待できるのです。

いつでもどこでも簡単に行なえるのが嬉《うれ》しいところ。気づいたときに何度でも行なって構いませんが、基本的には一日に数セット行なえばＯＫです。

◆片鼻深呼吸のやり方◆

❶
左の鼻の穴をふさぎ、右の鼻の穴から息を吸って溜めておく。

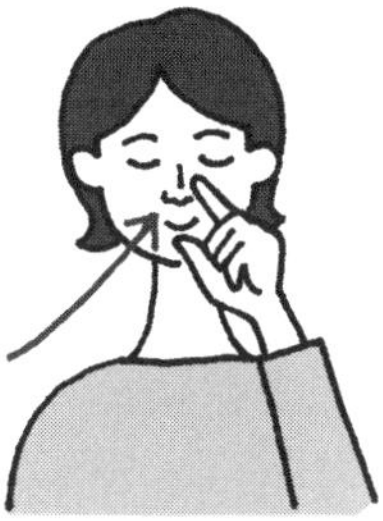

❷
右の鼻の穴をふさぎ、左の鼻の穴からゆっくり吐き出す。

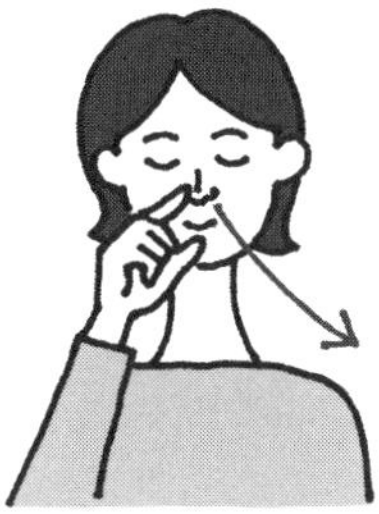

❸
右の鼻の穴をふさいだまま、左の鼻の穴から息を吸って溜めておく。

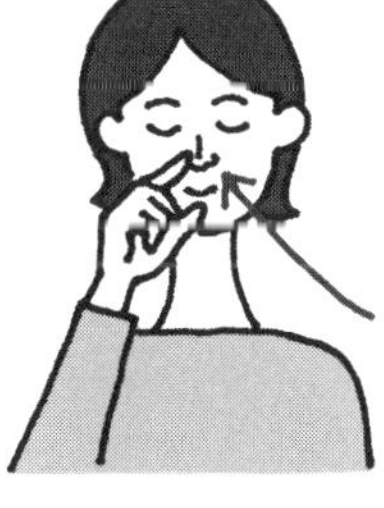

❹
左の鼻の穴をふさぎ、右の鼻の穴からゆっくり吐き出す。

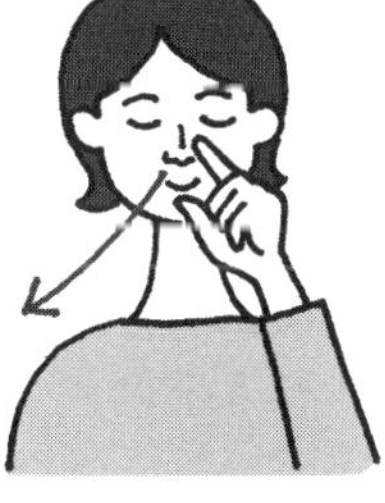

※❶～❹×20回で１セット

COLUMN

アレルギーは連鎖する!?

スギの花粉症になると、ヒノキの花粉症にもなりやすくなります。次いで、秋になって「ブタクサの花粉症も始まってしまった！」ということも多々あります。さらには、食べもののアレルギーも出やすくなります。ひとつアレルゲンができると、体は「似た物質」に次々と反応し、対象を増やしていくのです。

その改善策についてはこの章で紹介しましたが、「予防策」も心がけましょう。

アレルギーになるきっかけは、「ある物質に不自然なほど大量に接触する」ことです。ならば、それを防ぐことが大切です。

ブタクサ花粉症は比較的簡単です。スギやヒノキのように日本中で大量に飛ぶわけではなく、空き地や川沿いなどの群生エリアを避ければいいだけです。地方ならば高速道路の脇に生えていることがあるので要注意。住まい探しの際は周辺を歩いてチェックしましょう。なお、食物のアレルギーも、特定のものを食べすぎないことである程度防げます。偏食せずバランスよく、多くの品目を摂《と》りましょう。

4章

健康な鼻を保つ生活習慣

喫煙者は思い切って禁煙を

▼鼻炎、中耳炎から嗅覚障害・がんのリスクも

たばこを吸うという行為は、鼻やのど、肺など自分の体をそれこそ生きたまま燻製《くんせい》にしていくようなものです。たばこの煙で燻蒸《くんじょう》され、粘膜の杯《さかずき》細胞は円柱状から扁平化し、水分を失っていきます。

①アレルギー性鼻炎を誘発する

たばこの煙には５３００種類以上の化学物質が含まれており、そのうちのベンゼン、トルエン、ホルムアルデヒドなどがアレルギーを起こさせます。

②耳管にダメージを与える

鼻と耳をつなぐ耳管の機能を低下させ、中耳炎の併発を招きます。

③味覚の低下を招く

鼻粘膜の「杯細胞」はうるおいの供給源ですが、喫煙によってこの細胞の水分が失われます。一日20本×20年＝BI*400。BIが400を超《こ》えると、乾きの症状が出てくるといわれています。その結果、嗅覚や味覚が鈍くなります。濃い味つけを好むようになるため生活習慣病になりやすく、においを感じる機会が減って認知症のリスクも高まります。

④がんになりやすくなる

鼻粘膜を構成している「円柱上皮《えんちゅうじょうひ》」は喫煙の影響によって、柱状の形から「重層扁平上皮《へんぺいじょうひ》」という平たい上皮に変化します。舌やのど、胃粘膜の円柱上皮も同じ現象を起こしやすく、20本×40年または40本×20年＝BI800を超えるころには、副鼻《ふくび》腔《くう》がん・喉頭がん・咽頭がん・舌がん・食道がんの発生率が上がります。

このように、喫煙は百害あって一利なし。自分だけでなく、副流煙により家族にも同様の危険があります。一日も早く、家族そろって禁煙にトライするのが得策です。禁煙がつらいのは「最初の一週間」だといわれています。とても乗り切れない、という場合は医療機関の禁煙外来で医師の指導を受けましょう。

*BI（ブリンクマン指数）：喫煙が人体に与える影響を調べるための喫煙指数（一日の喫煙本数×喫煙年数）。

元気な鼻の栄養源は「タンパク質」

「青鼻（あおっぱな）」にも「サラサラ鼻水」にも栄養を

この40年で、耳鼻科の医師が診療する内容はガラリと変わりました。昭和期にはいわゆる「青鼻」を出している子どもがたくさんいました。あの緑色の鼻水は、細菌に感染している証拠。耳鼻科にはいわゆる「ちくのう症」、今でいう細菌感染性の副鼻腔炎の子どもがたくさん来ていました。それが平成になり令和になり、現在、副鼻腔炎をはるかにしのぐ数に上るのが花粉症やアレルギー性鼻炎。青鼻とは対照的な、透明なサラサラ鼻水を治療する時代に入ったのです。

青鼻を出している子どもがいなくなった最大の理由は、街が清潔になって、細菌が激減したこと。それから、抗生物質や薬剤が発達したことです。

そしてもうひとつは、栄養状態がよくなったことです。タンパク質の摂取量が増えたため免疫力が上がり、菌に感染しづらい体になったのです。

その代わりに私たちを悩ませているのはアレルギー症状。戦うべき細菌がいなくなった今、免疫システムは戦わなくてもよい物質にまで、過剰反応しているのです。

この「サラサラ鼻水時代」において、私たちはタンパク質を欠かすことはできません。タンパク質は、神経系だけではなく筋肉を作る大切な要素です。不足すると、筋肉が弱る原因となり、寝たきりになったりフレイルという状態に陥りやすくなったりします。逆流性食道炎などが慢性化している人は、治療のために制酸剤など胃酸の分泌を抑制する薬を飲んでいる人が少なくありません。胃酸が不足すると、同じ量のタンパク質を摂《と》っていても効率的に神経や筋の栄養となっていないこともあります。

また、タンパク質はにおいを感じる力の源泉です。人間の脳は、脂肪とタンパク質でできています。脳内を占めるタンパク質の量のうち1日7gが代謝されます。それを補充するタンパク質の供給がストップしたら、においの神経細胞の生成もストップし、細胞の入れ替わる2週間で機能が完全にダウンします。この7gを補給するには一日に21g以上のタンパク質を摂りましょう。卵・牛乳・肉が強い味方です。

糖分の摂りすぎは禁物！

「甘い鼻水」は細菌の大好物

アレルギー性鼻炎も、副鼻腔炎も上咽頭炎《じょういんとうえん》も「炎症」です。タンパク質は、この炎症から回復するためにも不可欠。ダメージを受けた粘膜組織が、新陳代謝を経て正常な組織に戻るための原料がタンパク質だからです。

では逆に、炎症や、その原因となる感染が起こりやすくなる成分は何でしょうか。それは糖分です。糖分は人間にとって「おいしいもの」であるのと同様、細菌の大好物でもあるのです。

甘いものを食べると、血液中の糖分濃度（血糖値）が上がります。すると鼻水の糖分も上がります。鼻水は鼻粘膜の杯細胞の水分と、鼻粘膜に隣接する血管から出てくる浸出液とでできているからです。

　鼻の中の細菌はこの糖分をエサにして大暴れします。感染が起これば免疫システムが反応して炎症が起こります。さらに、細菌が出す二酸化窒素と、彼らの排泄《はいせつ》物が結合すると、動脈硬化や高血圧を引き起こす恐れもあります。

「甘いものは全面禁止」とまではいいませんが、毎食後にデザートが欠かせない、となると問題あり。一日1回の間食で済ませる、ご飯のおかわりをしないなど炭水化物も控えるなど、意識的に糖分摂取を減らしましょう。

　一日の炭水化物の適正量は、体重60kg換算で白米でどんぶり1杯くらいです。もちろん運動量、活動量が多い人はその分ふやしてもOKですが、あくまで補うものであり、先に摂るものではないことを心に留めておいてください。

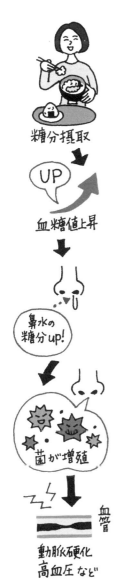

「果物アレルギー」を知っていますか？

新種のアレルギーの意外な解決法

花粉のアレルギーと関連すると考えられる、新型のアレルギーが近年注目されています。

それは果物《くだもの》アレルギーです。果物を生で食べると口腔内がかゆくなって真っ赤に腫れるこの症状、重症の場合は呼吸困難や意識障害、アナフィラキシーショックを招く場合もあります。

果物アレルギーは、花粉症の人が発症しやすい傾向があります。これは、花粉症のアレルゲンと似た構造の成分が入っているからだと考えられています。ひとつの果物で症状が出た人が、その後次々に別の果物でも同じ状態になるのも顕著な傾向です。

「種を食べる果実」で発症しやすいのも特徴。トマトの種は、その代表格です。表面のツブツブも含めて食べるイチゴ、種をうっかり飲み込んでしまうスイカなどでの発症例が多いのも、種が影響を及ぼしているらしいことのあらわれではないでしょうか。

果物アレルギーは現在のところ、原因となる果物を食べないこと以外に予防法はありません。しかし「どうしても食べたい！」という場合はひとつだけ、危険度がかなり下がる方法があります。それは「加熱処理」。果物のアレルギー成分は、加熱すると分解されます。100％安全とは言い切れませんが、リスクは大幅に減ります。

生のイチゴでアレルギーを起こす人がジャムの場合は無事だった、トマトがダメでもケチャップなら大丈夫、という例も多数あります。

トマトには、ヒスタミンというアレルギー症状を悪化させる成分が含まれているので、花粉症などのアレルギー症状のあるときに食べてしまうと、アレルギー症状がひどくなってしまいます。花粉症でない人でも2月、3月は生のトマトを控えるとか、花粉症の人もその時期は加熱調理したトマトだけ食べるようにする、といった工夫や気遣いも未病予防の視点からおすすめしたいと思います。

更年期のにおい過敏はどう乗り切る？

「辛いメニュー」は以前と同じく楽しめる

更年期に起こりやすい「におい過敏」は、女性ホルモン「エストロゲン」が減少し、それを補整しようと脳内ホルモンが急上昇したときに、そばにある扁桃体《へんとうたい》も一緒になって大騒ぎすることで生じる嗅覚の誤作動です。

これまでは気にならなかったにおいが鼻につき、非常にストレスフルな状態に。自分の体臭がきついのではないか、と考えて外出できなくなるケースもあります。

特定のにおいが気になって別のにおいに気づかなかったり、微調整がきかなくなったり、ということも。それが香水のつけすぎや、料理の味つけが急に下手《へた》になるなどの変化としてあらわれます。

対策は、「気にしすぎない」のが一番。体の変化に対する脳内ホルモンの分泌調整の正常化は、特段なにもしなくても時がくれば自然に落ち着くからです。とはいえ、数年間は決して短い期間ではありません。その間にストレスを溜《た》めすぎて「うつ」に陥らないためにも、やはりケアは必要です。あまりにつらい場合は「更年期外来」でホルモン療法を行なうのもひとつの方法。セルフケアならば、食べものにひと工夫するのがおすすめ。カレーや麻婆《マーボー》豆腐など、辛味のあるメニューを多くしましょう。

食べものの味には、「甘味・塩味・酸味・苦味・うま味」の5種類があり、それらは舌で感じる「味覚」と上あごから鼻に抜ける嗅覚とが融合した「風味」として感じられます。一方、「辛味」はこれら五味とは別もので、痛みや温度を感知したときの感覚です。たとえばカプサイシンのような辛味成分は発汗を誘発し、交感神経を高め、気持ちを上向かせる作用をもたらしてくれます。スパイシーなアジアン系の元気料理は、憂うつになりがちな気分を一新させてくれることでしょう。

さて、こうした味覚の刺激が原因で鼻水が誘発（味覚性鼻炎）される体質の人も少なからずいらっしゃいます。食事中の鼻水が気になる人は、歯でよく噛《か》むことを心がけ、上あごへの刺激を減らすなどの工夫をするのがよいでしょう。

運動不足を解消しよう

ウォーキングなどで自律神経を整えよう

交感神経の活動が高めに維持されていると、鼻粘膜が収縮して嗅覚の感度が高まったり、鼻づまりが改善したりします。

副交感神経が優位だと、鼻水やくしゃみが出やすくなります。自律神経系の不調、つまり血管運動性鼻炎（30ページ）に伴うくしゃみや鼻づまりなどは、運動することで症状の軽減が期待できるでしょう。

ウォーキングなどの運動は、交感神経優位に体調を整えてくれますので、おすすめです。日常生活の中でも、「買い物は車を使わず歩く」「駅ではエスカレーターを使わない」などの工夫をすると、なおよいでしょう。

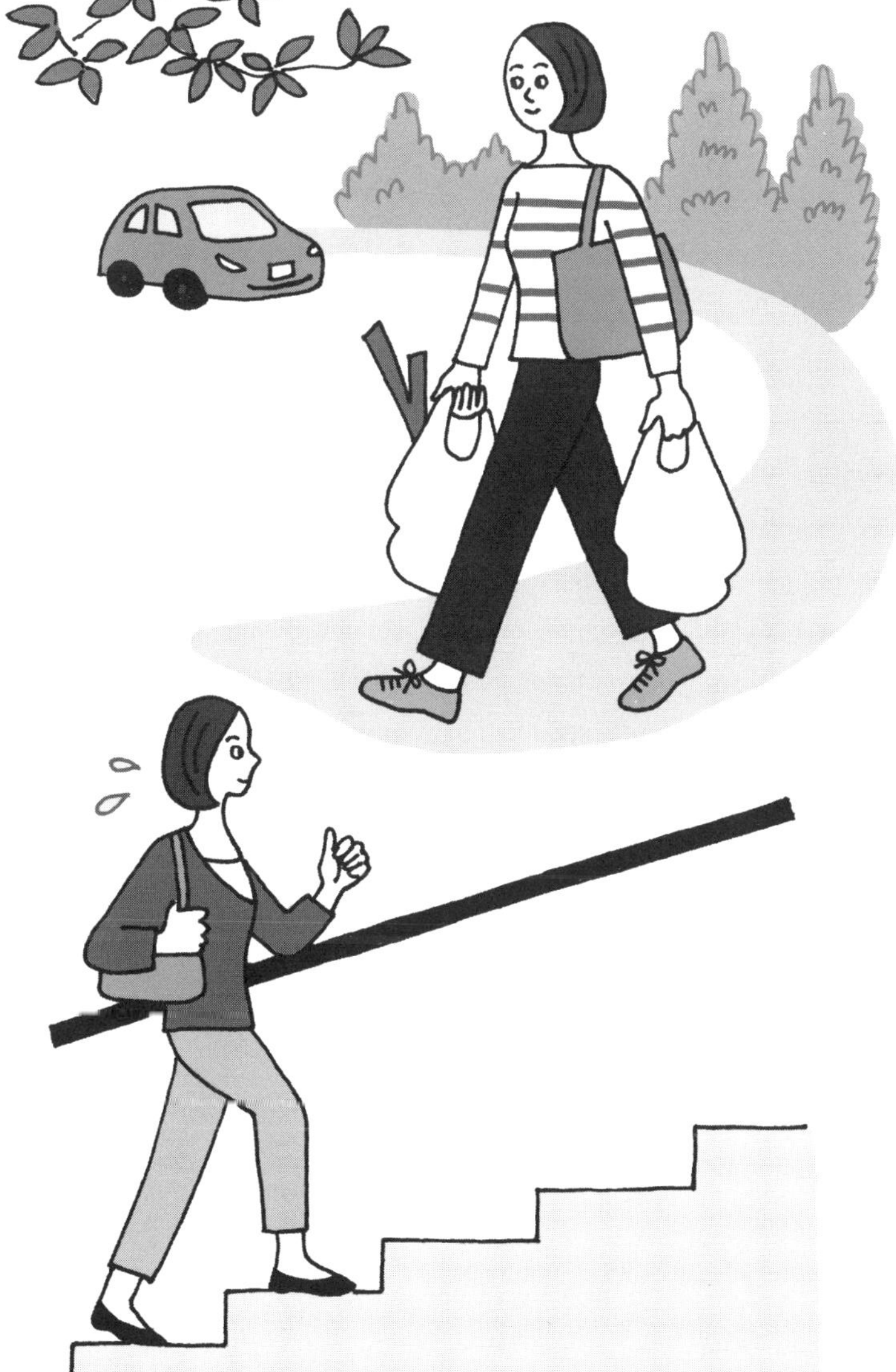

よく眠れる環境を整えよう

7～8時間睡眠を維持するコツも鼻にあり

食事・運動習慣と同じく、良質な睡眠も鼻の健康には欠かせません。人によって最適な睡眠時間には違いがありますが、統計によると、7～8時間の睡眠をとっている人がもっとも寿命が長いことがわかっています。ところが現在、日本人の平均睡眠時間は6時間程度。しかも、睡眠の質も悪くなってきています。疲れているはずなのにすぐ眠れない、朝は朝で目覚めが悪い、という方は多いのではないでしょうか。睡眠不足になると免疫機能が不安定になり、アレルギー性鼻炎の発症リスクが高まります。さらに、鼻炎になると鼻がつまって寝苦しく、ますます睡眠不足に拍車がかかる悪循環に。

それを予防するためにも、夜は日付が変わる前に寝て、7〜8時間の睡眠をキープしましょう。適度な運動をすると自律神経のリズムが整い、夜のスムーズな入眠が促されます。すでに花粉症になってしまった方は、寝る前に「お風呂にゆっくり入る」「鼻うがい＋ワセリン」など、3章で紹介した鼻ケアを行なってからベッドに入りましょう。こうした工夫をしても、起床時に急激なムズムズ感とくしゃみに襲われるという方も多いと思います。

鼻粘膜の表面には異物や温度変化を感じる神経があり、鼻粘膜の温度が下がると、過敏な反応が生じやすくなります。明け方の冷え込みが寝室の環境にまで影響してしまうと、明け方に鼻づまりが生じることになります。明け方はもともと生理的に起床の準備段階として血圧を上げていく状態にあるので、そこに鼻づまりが重なると、ますます血圧は高くなって交感神経優位が過剰な状態になってしまいます。寝床の環境整備はとても大切です。足を温めることで、そうした鼻症状を和らげることができます。逆に、足の冷えは鼻症状を悪化させてしまいます。漢方では「上熱下寒」という考え方があり、足が冷えたら鼻がつまるのは当然なのだそうです。しかし、足を温めることをアドバイスしている耳鼻科医はほとんどいないのではないでしょうか。

「布団の中でのスマホ」を封印しよう

30分の「夜スマホ」で2時間の睡眠が失われる

疲れているはずなのにスムーズに寝つけない方は、交感神経が優位になりすぎています。寝るときにまで「あの用事、この用事を早く済ませないと……」などと考えるのはNG。眠りが浅くなり、そのぶん朝の目覚めも悪く、仕事の効率が下がって、ますます焦りがつのる負のスパイラルに入ってしまいます。「明日できることは明日に回そう！」と鷹揚《おうよう》に構え、寝るときは寝ることに集中しましょう。

夕方以降は交感神経を刺激しないよう、テレビやパソコンなどを深夜まで見ないことを心がけましょう。テレビやパソコンの画面から出る「ブルーライト」は可視光線の中でもっとも波長が短く、目の奥の網膜まで届いて脳を刺激します。

中でも気をつけたいのがスマートフォン。スマホはテレビやパソコン以上に小さい画面を凝視してしまうからです。テレビなら家族と会話をしながらちらちらと目を配る、といった適度な距離感を保てますが、スマホの場合は顔から近い距離でじっくり見てしまうため全視野に光が飛び込んできます。

情報から情報へとどこまでも追ってしまうのも、安眠から遠ざかるモト。寝る前に30分スマホを見ただけで、2時間分の睡眠が損なわれるというデータも出ています。眠る直前まで布団の中でスマホを見ているなら、その習慣はぜひ封印しましょう。

◀ブルーライトの影響▶

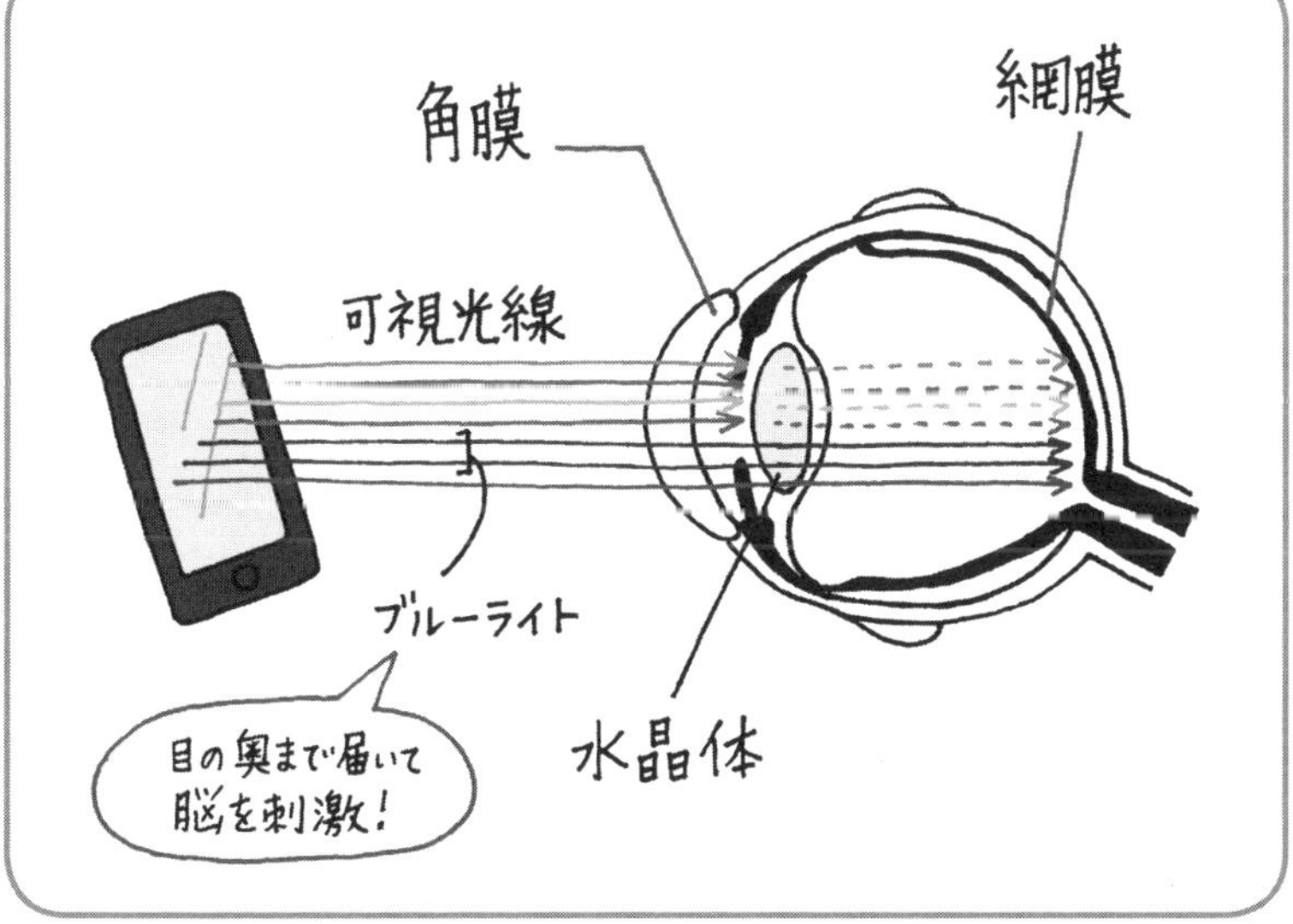

睡眠中は「口テープ」を

鼻呼吸を徹底して血圧上昇を防止！

鼻呼吸が大事だということは、皆さんもすでに意識してくださっているでしょう。しかし睡眠中だけは、「意識」することはできません。翌朝に口の中がカラカラに乾いていたり、のどが痛くなっていたり、「昨日いびきがすごかったよ」と言われたりするなら、寝ている間に口呼吸になっている証拠です。

寝ている間の口呼吸は、血圧を上げる原因にもなります。

人の体は、睡眠中の血圧をベースラインととらえます。睡眠中に鼻呼吸ができていないと、鼻粘膜から出る一酸化炭素を取り込めず、血圧が十分に下がりません。人の体は夜間の血圧を「底」ととらえるため、そこから覚醒して交感神経が優位になったとき、血圧の「山」も相対的に高くなってしまうのです。

睡眠中の鼻呼吸を保つには、まず鼻が通っていることが大事です。加えて口に軽くテープを貼りましょう。専用の市販品のほか、ガーゼの固定に使う「サージカルテープ」など、粘着力の強すぎないテープを使いましょう。

上下の唇を閉じるように縦に貼って就寝します。もし、朝にテープがはがれているなら、口呼吸のクセが根強い印です。鼻うがいをはじめ、鼻をとおすセルフケアをしっかり行ない、改善が見られなければ医師の診断を受けましょう。

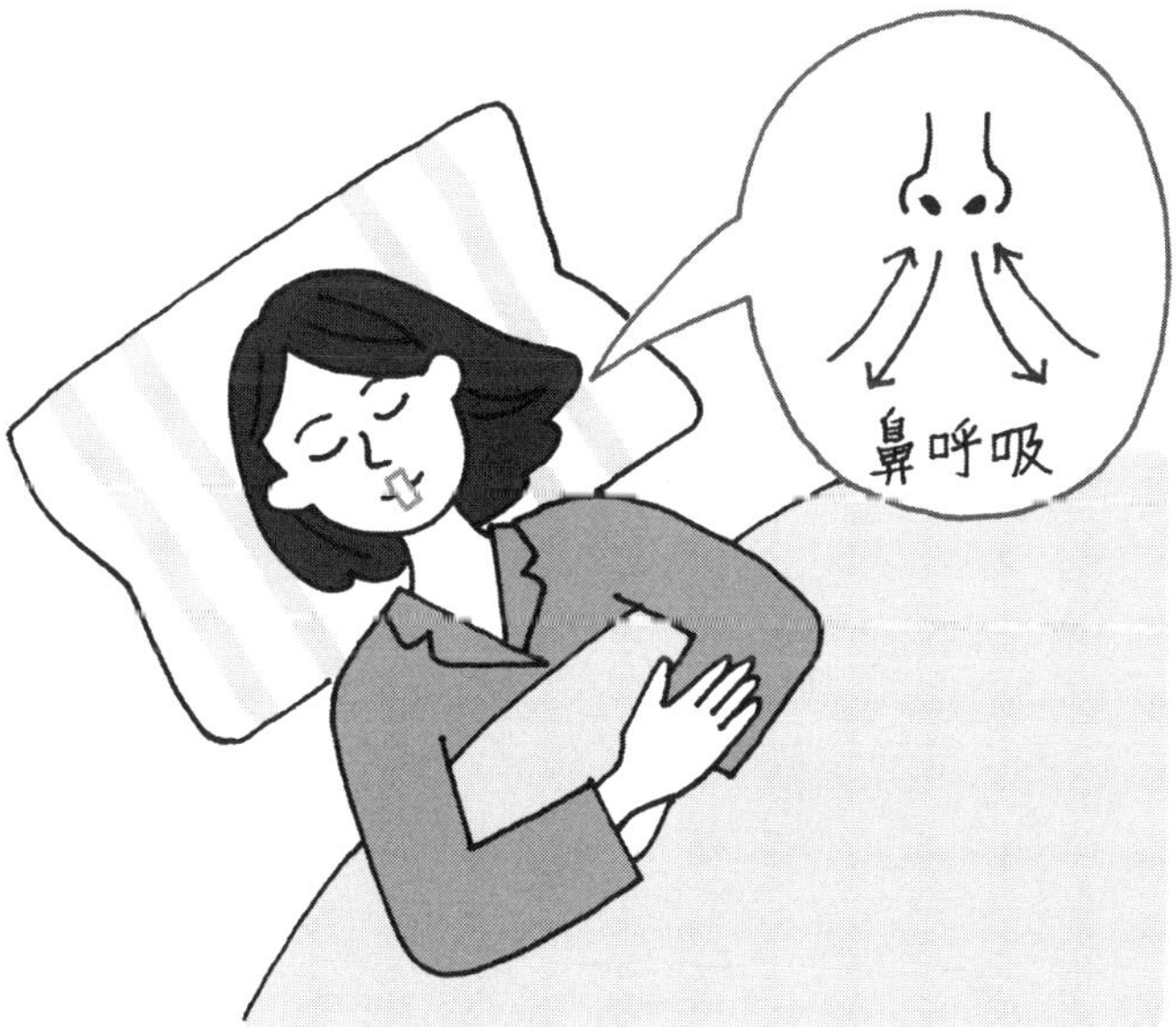

においを言葉にしてみよう

「〜に似ている」が記憶を活性化する

私たちはにおいを意識するとき、「言語的符号化」という脳活動を行なっています。簡単にいうと、「言葉にしている」ということです。「いいにおい」「変なにおい」などと言語に変換することで、においは記憶にインプットされ、次に同じにおいをかいだときに「あのにおいだ！」と、瞬時に過去と結びつけて意識するのです。

逆にいうと、においを言語化できていないと、思い出すきっかけもできないということです。きっかけが減ると、そのぶん記憶力もなまってしまいます。

その一方で、においはほかの感覚より言葉にしづらい感覚でもあります。視覚には形や色をあらわす無数の語彙があり、聴覚にも「高い・低い」「長調・短調」「金属音」「軽快なリズム」など様々な表現があるのに、においの場合は「いいにおい」か「臭《くさ》い」かどまり。少々グレードアップさせて「清涼感のある香り」「馥郁《ふくいく》たる香り」といったところで、すぐに「ネタ切れ」です。

これは、においが五感の中でいちばん原始的な感覚であることのあらわれです。しかし、だからこそ言語化することが、脳を活性化する上で重要なのです。

意識したにおいを、できるだけ言葉にしてみましょう。「いいにおい」「臭い」だけで済ませず、「○○みたい」「○○のにおいと同じ」など、似たものに結びつけて表現するのがコツ。これならネタが切れることはありませんし、においのネットワークを作ることで、記憶をしっかり定着させられます。

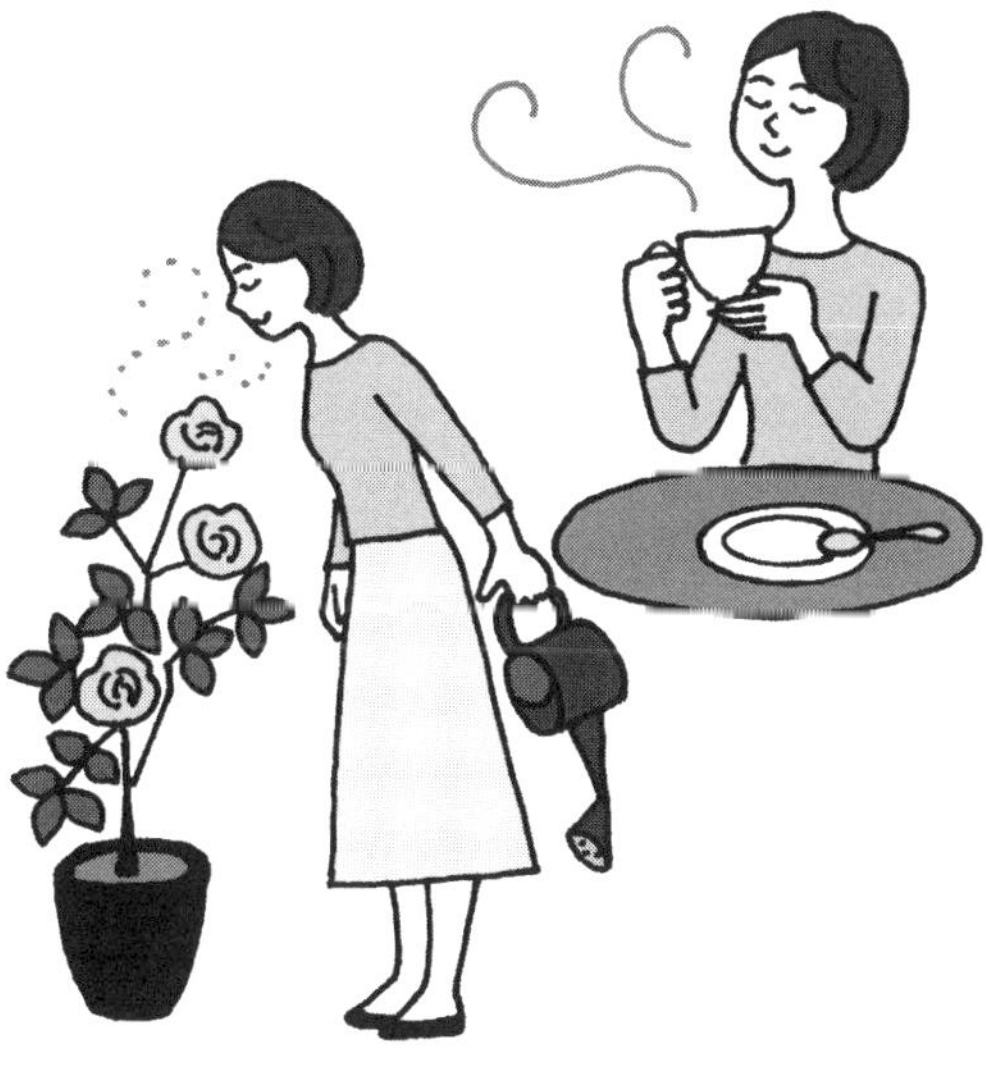

わずかなにおいをかぎ分けることは脳トレに

たとえば食べものでも、「カレーのにおい」だけでなく「あの店のカレーのにおいに似ている」「甘いけれど子ども向けとは一味違う」というふうに細かく表現するのがコツです。

細分化されればされるほど嗅覚は鍛えられ、わずかな違いもかぎ分けられるようになります。それが脳をますます刺激し、記憶力の低下に歯止めをかけます。

香りへの関心を高めることは、格好の脳トレーニングになるのです。

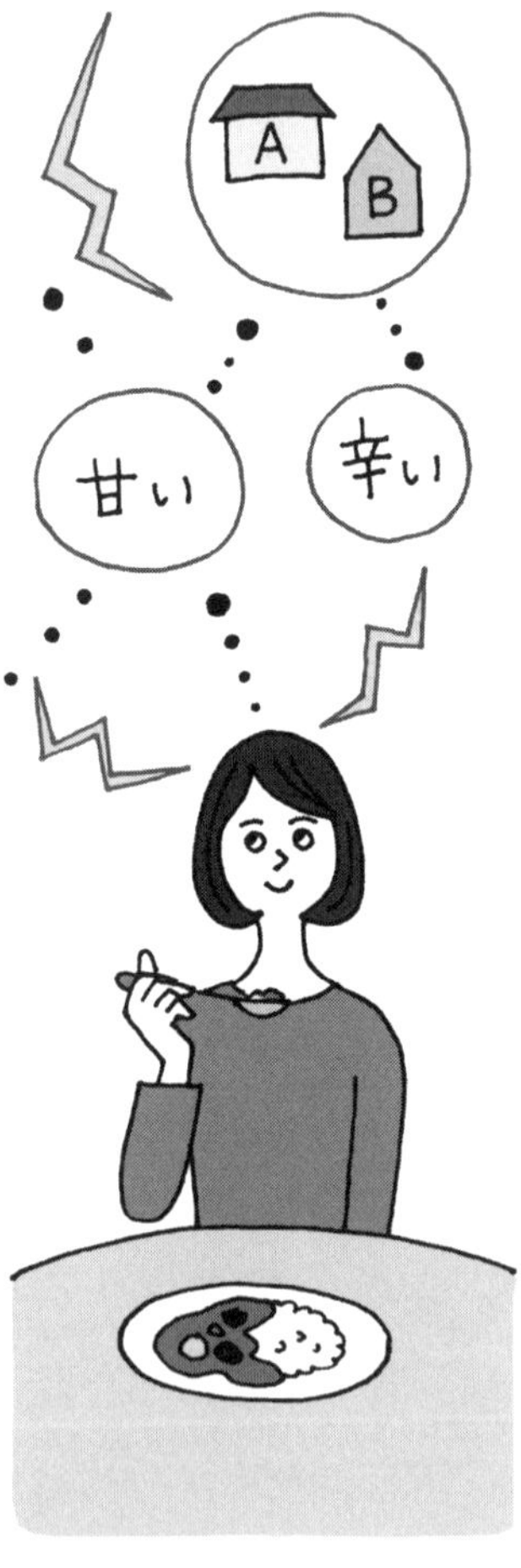

ワインを楽しむときは、テイスティングといって外観、香り、品種、そして産地と多面的にそのワインに言語的な符号をつけていきます。なんとなくワインの当てっこだと思っている人もいるかもしれませんが、味やにおいを厳密に言語化していく作業は脳のトレーニングそのものといえます。

原始的な情報ネットワークしかそなわっていない嗅覚を、脳内ネットワークをフルに駆使して活動させる医学的、脳生理学的に考えると、最高の認知症予防トレーニングであるといえるでしょう。

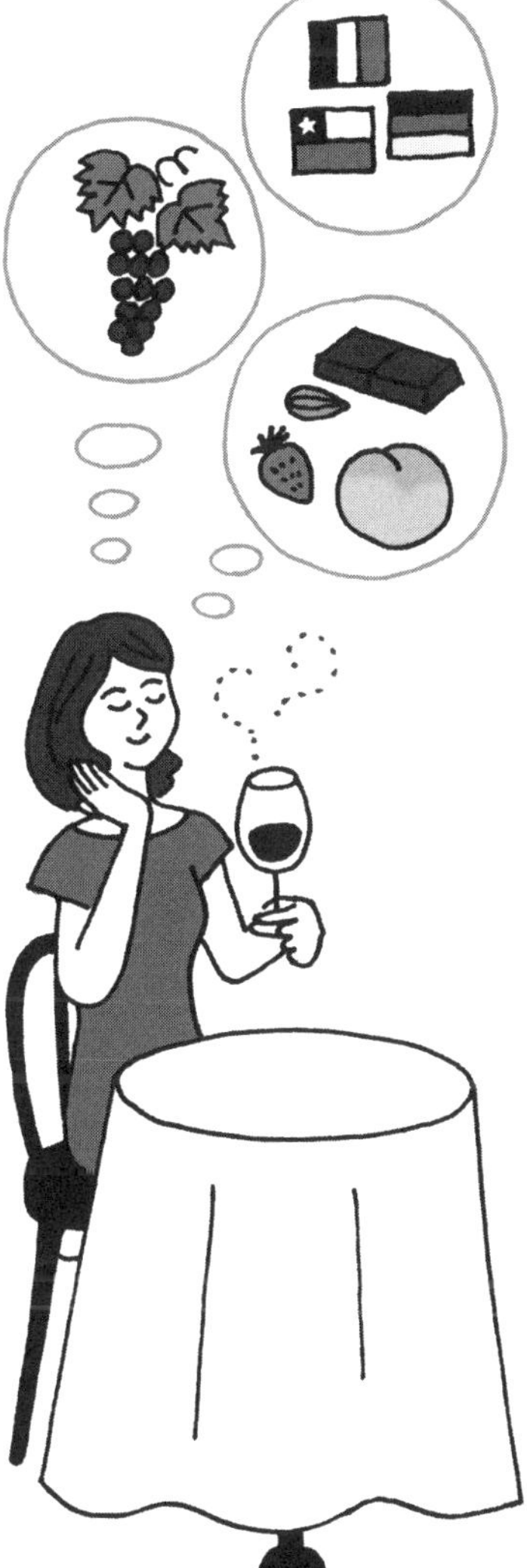

身の回りの「いいにおい」を増やそう

「好き」の感覚を味わえば脳が活発に！

嗅覚は視覚や聴覚に比べてとても素朴で、意識して言語化しないと好き・嫌い以外の感情を呼び起こしてくれません。一方で、それゆえに脳のより深い部分に訴えるパワーがあります。

そこで、においを言葉にするトレーニングと同時に行ないたいのが、「好きなにおい」を思い切り感じることです。

身の回りの、いろいろなにおいを思い出してみましょう。その中で、どんなにおいを快いと感じているでしょうか（ちなみに嫌いなにおいは「イヤ」以上の感想をもたないため、脳の活性化には役立ちません）。

好きな食べもののにおい、コーヒーのにおい、アロマオイルのにおい、より細かく「このメーカーのこの銘柄が好き」といった好みがあればそれも思い出し、お気に入りをリストアップ。それらを生活の中に取り込みましょう。

シャンプーや石けんのにおいをお気に入りの銘柄にするとバスタイムが楽しくなります。毎日使う化粧品もにおいで選んでみるとよいかもしれません。

家の近所の、「いいにおいの庭先」を覚えておくのもよい方法。ウォーキングの際に花やハーブの香りをたどって歩けば、運動量アップと脳の活性化を同時に図れて一石二鳥です。

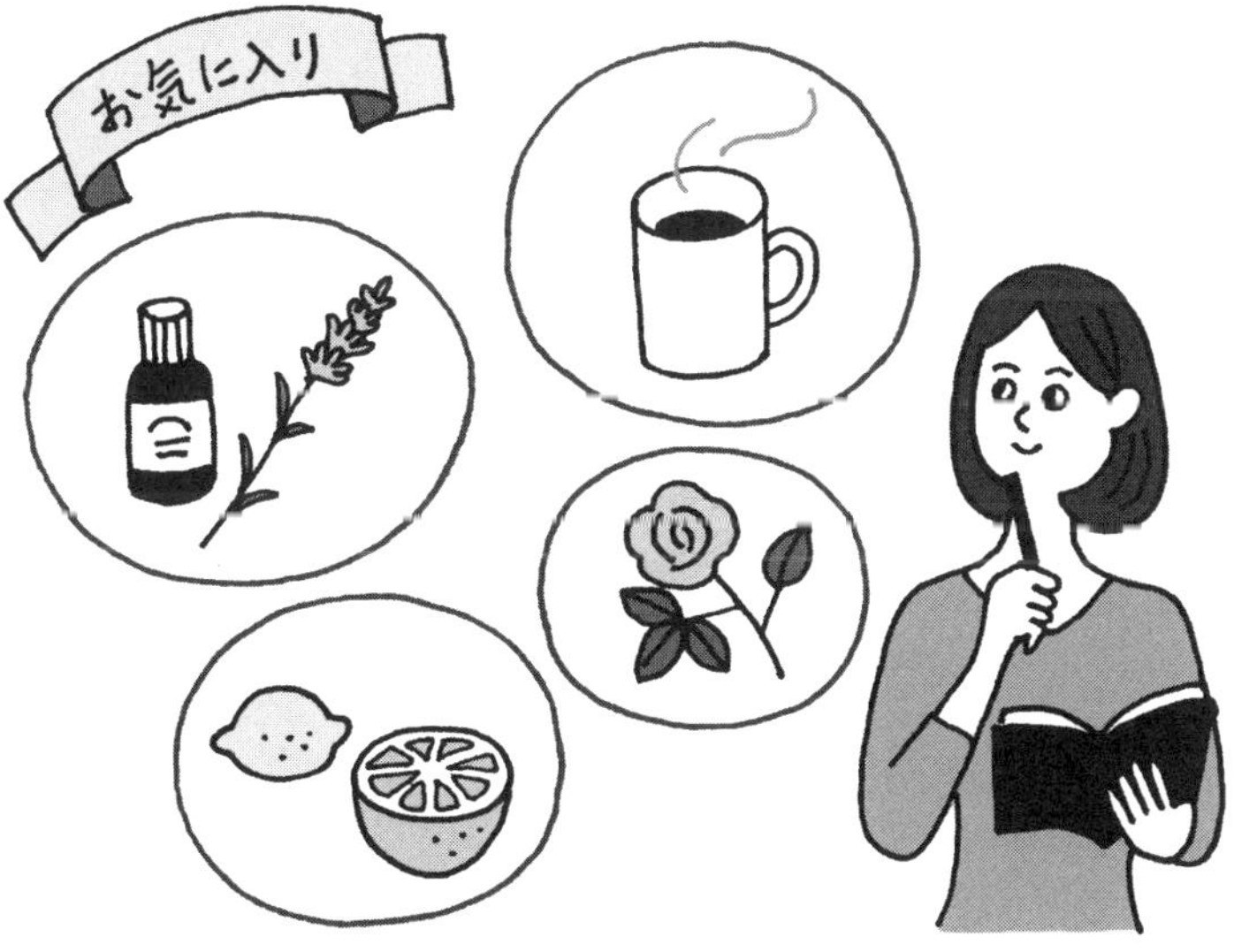

昔かいだにおいを追体験しよう

「懐かしさ」のポジティブ刺激を味わおう

このように、「いいにおい」は脳をポジティブに活性化しますから、脳のトレーニングにとても有益なのです。

そして、それ以上に効力を発揮するのが「懐かしいにおい」をかぐことです。

懐かしい、という感情はとても心をゆさぶるもの。それは記憶の底を掘り起こし、脳を快く刺激します。

昔使っていた香水などを再び使うのはよい方法。また、懐かしい「場所」を思い出させるところに行ってみるのもおすすめです。

たとえば、小学校や中学校。近年の学校は基本的に「関係者以外立ち入り禁止」になっていますが、地域のイベントが開かれたり、選挙の投票所になっていたりしたら、ぜひ足を運んでみましょう。

また、学校のにおいには、ある程度共通性があります。

建材のにおいや砂ぼこりのにおいなどをかぐと、10代のころの思い出が一気によみがえってくるのではないでしょうか。

子どものころに好きだったお菓子を食べるのもよいでしょう。大人になるとチューインガムやドロップを食べることはほとんどなくなりますが、これを口に入れてみると、これまた幼いころのウキウキした気分が思い出されてくるはずです。

ちなみに沖縄の高齢者施設の方から聞いた話によると、入居者の方々に「コーラ」を飲んでもらうと元気いっぱいの笑顔になるそうです。戦後まもなくのころ、米軍の兵隊からコーラをもらったことを思い出すからだろう、とのこと。当時の沖縄の少年少女の思い出は「ギブ・ミー・チョコレート」ならぬ「ギブ・ミー・コーラ」だったのです。

食糧難の時期に味わったいちばんおいしいもの＝コーラの風味は、70年を経ても、心を元気にしてくれるのです。

同郷の人とご飯を食べると…

連帯感を味わえる、最高のにおい体験！

認知症になると新しいことから順々に記憶に残りづらくなり、ついには古いことも思い出せなくなっていきます。ですから「懐かしいこと」を思い出せなくなるのは、相当に認知症が進んだ証拠です。

しかしそうなる前に、積極的に脳内ネットワークをフルに駆使するような脳のトレーニングをすれば、記憶の衰えは食い止められます。懐かしいにおいをかぐことは、その意味でとても重要なのです。

50歳を過ぎると不思議と回数が増える「同窓会」も、ある意味、認知症予防の最高の方法かもしれません。小学校や中学校の懐かしい仲間と、「給食」の話で盛り上がることがあるでしょう。味やにおいの共通経験は、強い連帯感を呼び起こすもの。ポジティブさ・懐かしさ・連帯感という3つの要素が結びつくのは、におい経験の中でも「最強」といえるでしょう。

「私は給食が苦手だったから、ポジティブ記憶になりません」という方もいるでしょう。もちろん給食でなくとも、同窓生でなくとも構いません。出身地の食文化の話を、同郷の人と話すだけでも同じ効果が得られます。

大阪の「お好み焼き」や秋田の「きりたんぽ」など、日本には各地に個性あふれる地元メニューがありますが、より直接的に脳に訴えるのは「調味料」の個性です。たとえば関西地方ならではの「薄味のだし」、九州ならではの「甘い醤油《しょうゆ》」。

この味に慣れた舌や鼻の感覚は、同郷人としか分かち合えないものです。違う地方の出身者と結婚した場合、相手の好みに合わせて本来の味覚とは違った味つけを新しい習慣として習得することもありますが、それはあくまで二次的なもの。

時にはそれを忘れ、においの「過去への旅」に出てはどうでしょうか。同郷の人と郷土料理を一緒に食べて「そうそう、この味！」というときの懐かしさを大いに味わいましょう。ポジティブ記憶の「古い地層」を発掘する楽しみはきっと格別です。

おわりに

薬に頼らずに鼻を元気にするノウハウ、いかがだったでしょうか。

鼻をケアすることで、花粉症症状の改善から、更年期症状の緩和、認知症予防まで、様々な健康維持を図れることが、おわかりいただけたと思います。

それはとりもなおさず、鼻の機能が多様であることのあらわれなのです。鼻の健康は、メンタルをも含めた心身の状態を整えることと直結しているのです。

日常生活の中でつい後回しにしがちな「においを感じる」習慣も、積極的に実践していただければと思います。それは年齢を重ねても衰えない脳を保つだけでなく、自分の過去をビビッドに掘り起こし、ポジティブに追体験する、楽しい営みにもなることでしょう。

この本をきっかけとして、皆さんの「鼻ライフ」がより豊かなものになることを願ってやみません。

中川雅文

参考文献

『もうくり返さない！　副鼻腔炎・アレルギー性鼻炎を一気に治す！』（北西 剛 監修／宝島社）
『つらい不調が続いたら慢性上咽頭炎を治しなさい』（堀田 修 著／あさ出版）
『カレーの匂いがわからなくなったら読む本』（三輪高喜 監修／主婦の友社）
『「耳」を鍛えれば認知症はくいとめられる！』（中川雅文 著／ＰＨＰ研究所）

〈著者略歴〉
中川雅文（なかがわ・まさふみ）
医学博士。国際医療福祉大学医学部耳鼻咽喉科教授。1986年、順天堂大学医学部卒業。順天堂大学医学部耳鼻咽喉科講師・客員准教授、東京工業大学大学院非常勤講師などを経て現職。メディア出演や講演会など、情報発信も積極的に行なっている。
『耳鳴り・難聴・めまいを自力でぐんぐん治すコツがわかる本』（主婦の友インフォス）、『聴かせるだけで子どもの「集中力」と「考える力」が同時に伸びるＣＤブック』『耳の聞こえがよくなる！３分トレーニング』『【日めくり】耳の聞こえがよくなるトレーニング』『「耳」を鍛えれば認知症はくいとめられる！』（以上、ＰＨＰ研究所）など著書、監修書多数。

副鼻腔炎・上咽頭炎・鼻血・鼻炎・花粉症
薬なしで鼻の不調を改善する

2019年9月25日　第1版第1刷発行
2020年9月22日　第1版第6刷発行

著　者　中川雅文
発行者　櫛原吉男
発行所　株式会社PHP研究所
京都本部　〒601-8411　京都市南区西九条北ノ内町11
〔内容のお問い合わせは〕教育出版部 ☎075-681-8732（編集）
〔購入のお問い合わせは〕普及グループ ☎075-681-8554（販売）
印刷所　図書印刷株式会社

ISBN978-4-569-84486-2